COLLANA DEL QIGONG I

Ooi Kean Hin

Il Zhineng Qigong
Introduzione, Teoria olistica e Scienza del Qigong

Tradotto e a cura di Ramon Testa

Prefazione del Dott. Vito Marino

Il Zhineng Qigong: Introduzione, Teoria olistica e Scienza del Qigong
Ooi Kean Hin
Copyright Ooi Kean Hin © Anno 2013

Tradotto e a cura di Ramon Testa

Prefazione all'edizione in lingua inglese

Questa collana di quattro libri[1] è sostanzialmente la mia interpretazione e comprensione degli insegnamenti del Dott. Pang Ming (conosciuto in Cina con il nome di Pang Laoshi) e in particolare del suo testo *Jianming Zhineng Qigong Xue* (che letteralmente significa Compendio dello studio del Zhineng Qigong). Anche se il titolo è *Zhineng Qigong* penso che questa collana sia un buon punto di riferimento anche per coloro che praticano altre forme di qigong.

Nel mio percorso nel Zhineng Qigong ho incontrato molti amici e insegnanti. Non è possibile menzionarli qui tutti. Fra quelli degni di nota che ho veramente apprezzato ci sono mio padre, Ooi Cheng Chuan, che mi introdusse al Zhineng Qigong nel 1997; Yuyang Laoshi che mi ha spinto a diventare un insegnante nel 1999; Lu Linkun Laoshi con Dou Zhanguo, con i quali ho potuto vedere cosa vuol dire essere un praticante di alto livello; Wu Shuxiang Laoshi, grande guaritore che attualmente insegna a Guilin (provincia di Guangxi, Cina) che mi ha mostrato come creare delle interessanti, ma anche efficaci sessioni di guarigione. I miei profondi ringraziamenti al nostro insegnante che non ho mai conosciuto: Pang Ming Laoshi. I suoi insegnamenti hanno cambiato la mia vita completamente ed egli è sicuramente la persona a cui va maggiormente il mio rispetto. Ringrazio anche i miei amici che praticano insieme a me al centro e coloro che incontro quando sono in Europa. Queste sono le persone che mi danno infinite fonti di ispirazione.

Un grande "abbraccio di qi" agli amici che mi hanno aiutato a completare questi libri. Loro sono i correttori di bozze, gli editori, i grafici e i tipografi che hanno dovuto sopportare la mia scarsa padronanza della lingua inglese. Questi sono: Kenneth Agius, Patricia Fraser, Bruno M. Brys, Eliaz Netsah, Erik and Christina Gorrel, Elaine Chong, Chan Wah Peng, Federico Garcia e ovviamente le persone del Chineng Institute Europe - Patricia van Walstijn, Veronique Willaert and Kevin Sliva. Patricia mi conosce fin troppo bene e credetemi, senza di lei, questi libri non avrebbero mai avuto l'aspetto e la leggibilità che hanno ora.

Hun Yuan Ling Tong!   Ooi Kean Hin   Agosto 2010

---

1 Oltre al presente testo sono in pubblicazione o in corso di traduzione: *Zhineng Qigong – Uso della mente, morale ed etica*; *Zhineng Qigong – Gli esercizi*; *Zhineng Qigong – Come praticare il Zhineng Qigong*.

Prefazione all'edizione in lingua italiana

Il sempre maggiore interesse verso le pratiche mirate al mantenimento del benessere e la crescente voglia di riappropriarsi della propria salute sono alla base dello sviluppo di discipline come il qigong, che in realtà può regalare tutto questo e molto di più.

Il qigong fa parte delle discipline tradizionali cinesi, anzi potremmo dire che è il termine con cui oggi si indicano il complesso di tutte le discipline psicofisiche tradizionali cinesi. Si compone di movimenti e posture, di metodi di respirazione, di tecniche di visualizzazione, concentrazione e meditazione. Le sue origini risalgono alla notte dei tempi, e oggi è usato sia per mantenere e migliorare lo stato di salute che per la cura di malattie specifiche, anche impegnative.

Questo libro è un pezzo di un puzzle che si sta componendo nel campo della conoscenza del rapporto tra l'essere umano e l'universo. Fa parte della geniale visione del prof. Pang Ming, fondatore del Zhineng Qigong, un metodo di auto-cura e di sviluppo personale che coniuga metodi tradizionali e scoperte scientifiche moderne, soprattutto nell'ambito della fisica e della medicina.

Il curatore di quest'opera è sia un competente praticante e insegnante di Zhineng Qigong, avendo studiato e praticato sotto la guida dapprima della Maestra Li Suping e poi presso la Zhineng Qigong Society di Singapore, sia un esperto sinologo, laureato con il massimo dei voti presso l'Università Ca' Foscari di Venezia. Questo gli ha permesso di iniziare una impegnativa opera di traduzione, adattamento ed elaborazione dei testi del prof. Pangming, iniziata con la pubblicazione di "Zhineng qigong – Manuale completo di teoria e pratica del qigong", di cui ho il piacere di essere coautore, in cui presentava le tecniche fondamentali dello stile, attraverso le parole del suo fondatore, proseguita con molte traduzioni e articoli originali nel suo blog http://www.zhinengqigong.it/, e ora arrivato alla pubblicazione di questo libro, fondamentale per una conoscenza della cornice di riferimento teorica di tutto il metodo.

Sono convinto che il libro sarà molto utile non solo a coloro che praticano Zhineng Qigong, ma anche a tutti i praticanti di tutti gli stili di qigong e a chi si interessa del pensiero tradizionale cinese.

Vito Marino, medico esperto in Medicina Tradizionale Cinese

Vice-Presidente della Federazione Italiana Scuole Tuina e Qigong

Responsabile dell'Ambulatorio di Agopuntura e Medicina Tradizionale

Cinese dell'Ospedale Buccheri La Ferla Fatebenefratelli di Palermo

CAPITOLO PRIMO: COMPENDIO DEL ZHINENG QIGONG

Nel mondo del qigong gli esercizi di qigong, la teoria del qigong e la scienza del qigong (un nuovo tipo di scienza) sono tre materie diverse che però sono anche strettamente correlate. Fra queste tre materie, gli esercizi di qigong costituiscono la parte centrale. Il Zhineng Qigong nasce seguendo questo schema ed è quindi suddiviso in "Esercizi di Zhineng Qigong", "Teoria del Zhineng Qigong" e "Scienza del Zhineng Qigong". Dato che "Zhineng Qigong" è la parte comune a queste tre materie, iniziamo parlando del Zhineng Qigong.

Sezione prima: Introduzione al Zhineng Qigong

I. Il concetto di Zhineng Qigong

Il Zhineng Qigong è una delle tante pratiche di qigong. Prima di introdurre il Zhineng Qigong è quindi per noi necessario capire il significato di qigong.

i. Definizione di qigong

Il qigong si fonda sulla comprensione tradizionale dell'olismo di vita. E' un addestramento che comprende l'uso cosciente della mente per portare l'attenzione all'interno. La pratica trasforma, migliora e innalza le funzioni vitali. Cambia le attività vitali basate sulla natura istintiva in una pratica consapevole.

La definizione qui sopra indica i fondamenti teoretici del qigong e traccia gli aspetti peculiari della pratica e del contenuto del qigong. Viene anche accennato lo scopo del qigong. Questa definizione include tutte le caratteristiche del qigong.

(i) La definizione dice che i fondamenti teorici del qigong sono la comprensione tradizionale dell'olismo di vita. Nel Zhineng Qigong questo è spiegato dalla Teoria olistica *hunyuan* (che è la Teoria olistica reattiva o Teoria olistica interattiva). Nel suo contenuto sono compresi:

1. L'universo è un'entità olistica. In questa entità olistica ci sono innumerevoli livelli di materia. Essi si contengono, includono e trasformano reciprocamente per formare ogni cosa nell'universo.
2. Il corpo umano è un'entità olistica. Gli organi interni formano il centro di questa entità. Questa entità è mantenuta in vita dal flusso di qi e sangue del sistema dei meridiani.

3. L'universo e il genere umano sono un'entità olistica. (si faccia riferimento alla Teoria olistica *hunyuan* del capitolo terzo per ulteriori dettagli).

La visione di universo e genere umano come una entità olistica non è solo il fondamento teoretico di tutte le forme di qigong ma è anche l'essenza della civiltà cinese antica. Alcuni scienziati occidentali stanno ora compiendo ricerche su questa teoria. Lo sviluppo della teoria del qigong sarebbe facilitata da future ricerche su tutte le teorie del qigong.

(ii) La definizione indica il metodo di allenamento peculiare del qigong – l'uso cosciente della mente per portare l'attenzione all'interno. Ci sono due aspetti dell'attenzione rivolta all'interno:

1. Di solito le attività mentali della gente sono rivolte all'esterno su ciò che succede nelle attività esterne, al di fuori del proprio corpo. Questo fenomeno è conosciuto come focalizzazione esterna. La pratica del qigong ci chiede di portare l'attenzione all'interno per fonderci con la nostra attività vitale. Ad esempio quando pratichiamo un esercizio di respirazione ci concentriamo sul nostro respiro che è per l'appunto un'attività vitale. Quando pratichiamo un esercizio dinamico di qigong (ad es. *Xing shen zhuang*) ci concentriamo sull'esecuzione dell'esercizio. La nostra attenzione rimane all'interno del corpo. Quando invece stiamo facendo un normale esercizio fisico come giocare a tennis, ci concentriamo sulla pallina che stiamo per colpire e la nostra attenzione è all'esterno del corpo. Nella pratica dinamica di qigong con l'attenzione rivolta all'esecuzione piuttosto che sull'oggetto esterno, il qi mobilizzato non verrà convertito in forza per completare il compito esterno al corpo, ma sarà usato per rafforzare i canali di qi all'interno del corpo.

2. Nella vita di tutti i giorni la nostra attività mentale è sempre in espansione da un punto a tanti altri punti. Il contenuto continua a cambiare e divergere. Nella pratica di qigong l'attività mentale è concentrata all'interno su un singolo contenuto. Per definizione il qigong include una concentrazione unidirezionale. Tale tipo di concentrazione è anche un modo per vedere se una particolare attività di promozione della salute sia o meno una forma di qigong.

Ad esempio ascoltando una conversazione, la mente di una persona normalmente innesca una funzione multimodale e pensa a molte altre cose allo stesso tempo. Nella pratica del qigong invece la mente deve concentrarsi su una sol cosa piuttosto che molte. Nell'esecuzione dei movimenti delle forme dinamiche ad esempio, la mente dà l'ordine e il movimento viene eseguito – senza pensieri e concetti nel mezzo e senza pensare ad altre cose.

Quando ci facciamo avvincere profondamente da una lettura, da un lavoro o dalla visione di un film, sebbene la mente sia solo fissata su un singolo argomento l'attenzione è all'esterno delle proprie attività vitali che ci sostengono.

Mangiare cibo sano, prendere vitamine, allenarsi in palestra o fare normale esercizio fisico sono attività che possono promuovere la salute, ma non includono l'attenzione rivolta all'interno e non sono quindi forme di qigong.

(iii) La pratica del qigong punta a trasformare, perfezionare e migliorare le funzioni vitali dei praticanti. Essa è utile nel tener lontane le malattie, nel prolungare l'aspettativa di vita, nel modellare un corpo sano, nel migliorare l'intelligenza, promuovere la moralità e nello sviluppare le abilità fisiche e mentali che permettono alle persone di rompere le catene interne e ottenere la libertà completa.

(iv) La definizione indica che nel qigong una persona per migliorare la propria salute mentale e fisica deve praticare. Se una persona ha una mole di conoscenza su teoria e metodologia del qigong, ma non della pratica, allora possiamo dire che questa persona ha una buona conoscenza del qigong, ma non ha padronanza della pratica. E' importante far notare che il qigong serve a essere praticato, non per farne argomento di discussione.

Tutte le forme di qigong sottolineano l'uso cosciente della mente. Ci sono però alcune forme di qigong dove i praticanti sostengono il contrario. Questi dicono che non pensano ad alcunché. Tuttavia anche il "non pensare alcunché" è un comando che danno a sé stessi ed è in realtà il modo in cui questi usano la mente in modo consapevole. Tutte le forme popolari di qigong sottolineano l'uso cosciente della mente. Nella pratica buddhista, al fine di ottenere l'illuminazione si sottolinea l'osservazione interna, nella pratica daoista si parla di coltivazione della mente, mentre in quella confuciana si fa riferimento a coltivare coscientemente la mente. Queste pratiche vengono condotte coscientemente usando la propria iniziativa.

Questa definizione può andar bene anche per la pratica dello yoga, la meditazione trascendentale e molte altre pratiche diffuse in occidente.

Il qi non è stato menzionato in questa definizione. Questa scelta serve a evitare la limitazione che l'inclusione del termine qi causerebbe per via del fatto che molte pratiche non si concentrano sul qi. In ogni caso la mente è il comandante del qi e ovunque la mente vada il qi segue (vedi oltre nel capitolo sulla Teoria olistica *hunyuan*). Il fatto di non nominare la parola qi non significa che il qi sia escluso.

II. Il significato di Zhineng Qigong

Zhi è saggezza. E' l'abilità del cervello di affrontare il mondo esterno. *Neng* è abilità. Ciò include le capacità mentali e fisiche. Zhineng Qigong descrive letteralmente una pratica che sviluppa la saggezza e l'abilità di una persona.

Tutte le forme di qigong condividono lo stesso obiettivo. Anche se forme diverse danno importanza ad aspetti diversi e sono fondate su teorie diverse, tutte mirano a migliorare la salute fisica e mentale dei praticanti. In generale potremmo dire che tutte le forme di qigong potrebbero essere considerate allo stesso modo un tipo di Zhineng Qigong. In ogni caso alcune forme si concentrano maggiormente sullo sviluppo dell'abilità mentale.

Molte forme tradizionali di qigong si concentrano sull'apertura del cancello celeste o *tianmen* per facilitare il progresso. Ci sono molti modi di aprire questo cancello del qi. In un metodo conosciuto col nome di "aprire la sommità" (*kaiding*) il maestro preme con le dita il punto corrispondente. Il "cancello celeste" è una zona a forma ovale che si trova sulla linea che congiunge *baihui* a *xinmen*. La zona esatta cambia leggermente da persona a persona. Dopo aver premuto il punto inizierà a pulsare. Con *kaiding* ci si riferisce essenzialmente al modo con cui il maestro di qigong invia il qi e l'informazione attraverso questa apertura. Questo avrà l'effetto di aprire il "cancello del qi" favorendo il flusso di qi e permettendo al discepolo di sviluppare l'abilità di percezione extrasensoriale. Questo è conosciuto come il metodo improvviso (*dunfa*). La scuola Vinaya e il buddhismo tibetano entrambi praticano questa tecnica. La pratica tibetana fa anche uso di un mantra la cui risonanza facilita l'apertura del "cancello del qi". In epoca recente molti maestri hanno perso la capacità di usare il qi per aprire questo punto e così, durante la cerimonia in cui si ricevono i precetti (le regole e i regolamenti dei monaci), praticano una bruciatura con la moxa. Il dolore delle vesciche crea una pulsazione percepibile molto chiaramente in particolar modo durante i momenti di quiete come la meditazione. Dopo alcuni giorni la crosta delle vesciche sarà caduta, ma la pulsazione invece si svilupperà naturalmente.

Alcune forme praticano l'apertura del "terzo occhio". Il maestro può inviare il qi verso il "terzo occhio" del discepolo allo scopo di aprirlo. Alternativamente l'apertura può avvenire attraverso la pratica personale una volta che il praticante abbia accumulato abbastanza qi da poter aprire questo punto dall'interno. Questo non-metodo non richiede l'aiuto di un maestro e viene chiamato "metodo graduale" (*jianfa*).

Il Zhineng Qigong è diverso e noi non usiamo nessuna di queste tecniche. I nostri esercizi, se eseguiti correttamente, aprono rapidamente le aperture e favoriscono naturalmente lo sviluppo della saggezza.

Nella primavera del 1981 Pang Ming chiamò la sua creazione Zhineng Qigong, ora divenuta ben conosciuta in tutto il mondo. I resoconti hanno testimoniato che questo qigong è efficace nel combattere le malattie, nel migliorare l'aspettativa di vita e nel migliorare la salute fisica e mentale. E' inoltre in grado di sviluppare di nuovo le capacità nascoste (ad esempio la capacità di leggere attraverso un ostacolo, l'abilità di percepire senza far uso dei cinque sensi, etc.). Il nome Zhineng Qigong è quindi associato a numerose informazioni positive e di successo.

Sezione seconda: Le caratteristiche del Zhineng Qigong

L'efficacia del Zhineng Qigong è data dalle sue precipue caratteristiche. Segue una descrizione di queste.

I. La teoria fondamentale: La Teoria olistica *hunyuan* (anche chiamata Teoria *hunyuan zhengti*, Teoria olistica della reattività, Teoria olistica interattiva, Teoria degli interi *hunyuan*, etc.)

Gli antichi maestri di qigong sostenevano l'esistenza nell'universo di una materia raffinatissima, priva di forma e aspetto, impossibile da vedere a occhio nudo e che fu trovata agli inizi della formazione dell'universo. Alcuni la chiamarono *dao*, altri *taiji* e altri ancora *yuanqi*. Nel Zhineng Qigong chiamiamo questo puro elemento *hunyuan* qi primordiale (letteralmente *hunyuan* significa "reagire per diventare uno"). Tutto nell'universo si forma a partire da questo raffinatissimo elemento della materia.

Diamo uno sguardo alla fisica moderna. Oggi gli studenti del liceo imparano che a livello molecolare la materia è composta da protoni, neutroni ed elettroni. A livello universitario imparano che all'interno di protoni e neutroni ci sono i quark e dentro i quark c'è un elemento ancor più piccolo: il quark top. Nel 1998, in Giappone, un gruppo di astrofisici condusse una ricerca che confermò che i neutrini sono un elemento di materia ancor più piccolo nell'universo, molto più piccolo di un elettrone. Nel settembre del 2008 in Svizzera il collisore sotterraneo tentò di ricreare il big bang alla ricerca della particella che diede forma all'universo. Con la comparsa della teoria del big bang sappiamo ora che ogni cosa nell'universo proviene dalla stessa sorgente ed è accumulata dalla stessa unità di base. Tutto ciò è compatibile con le scoperte degli antichi maestri di qigong.

Nel settembre del 2009 la BBC riportò: «Nascosto ai piedi delle alpi c'è il più grande laboratorio d'europa ... il CERN. Col suo complesso dedalo di gallerie e dispositivi che si estende per kilometri si ha la sensazione di essere davanti a una cattedrale della scienza. Laggiù gli scienziati si sono imbarcati nel più grande esperimento mai provato, la ricerca della particella che diede forma all'universo. Il suo nome scientifico è "Bosone di Higgs", ma siccome è così importante nel modellamento dell'universo, altri l'hanno chiamata "particella di Dio". E' una particella che si suppone rifornisca altre particelle fondamentali con una massa. Senza di essa non ci sarebbe gravità e nemmeno un universo nella forma in cui lo conosciamo. Nessuno l'ha mai vista, ma i fisici l'hanno chiamata in causa perché è la più semplice spiegazione su come l'universo si sia evoluto».

Il fondamento teorico del Zhineng Qigong è la Teoria olistica *hunyuan* che è stata sviluppata unendo aspetti delle antiche teorie del qigong con la teoria scientifica moderna. Ecco una breve descrizione della Teoria olistica *hunyuan* a cui seguirà una più dettagliata spiegazione nel terzo capitolo (si noti che letteralmente *hunyuan* significa reagire per diventare uno; *zhengti* significa entità olistica e *lilun* vuol dire teoria o principio).

La Teoria olistica hunyuan dice che ogni cosa nell'universo, incluse le forme di materia, energia e informazione si sono sviluppate ed evolute a partire da un'unità fondamentale. Questa unità è lo *hunyuan* qi primordiale, anche conosciuto come *hunyuan* qi universale. Esso riempie l'universo ed è inesauribile.

Ci sono molti tipi di qi. (E' importante non confondere il "qi" del qigong con l'aria che respiriamo; vedere il qigong come un esercizio respiratorio è inesatto). Nel Zhineng Qigong vediamo ogni cosa come una summa totale di forma (materia), qi (energia) e dell'informazione recante.

Riconosciamo l'entità olistica di ogni cosa come una forma di *hunyuan* qi. Il termine *hunyuan* qi include la forma e l'aspetto di una sostanza, il qi (energia) interno e circostante la sostanza e l'informazione in essa.

Lo *hunyuan* qi di un essere umano è composto di due parti. Una parte è il qi prenatale (*xiantian* qi, anche conosciuto come qi congenito o qi innato), il qi che si forma immediatamente della fusione di sperma e ovulo. L'altra parte è il qi postnatale (*houtian* qi, anche conosciuto come qi acquisito), questo qi viene assimilato dall'ambiente, dopo la nascita, esterno attraverso l'aria che respiriamo, l'acqua e il cibo che ingeriamo. Dal punto di vista del qigong la disintegrazione (catabolismo) e la reazione dell'aria, dell'acqua e del cibo produce il "qi acquisito" per la crescita e il mantenimento della vita. Le due forme di qi reagiscono insieme e attraverso un processo vitale formano lo *hunyuan* qi umano. Lo *hunyuan* qi umano può essere guidato dalla mente; questo fenomeno è conosciuto comunemente come "la mente al di sopra del qi". La mente può inoltre guidare e assimilare il qi esterno (incluso lo *hunyuan* qi primordiale) dentro il corpo. Quando una persona ha accumulato qi a sufficienza il suo corpo è allora in grado di funzionare efficientemente e di combattere le malattie.

Immaginiamo lo *hunyuan* qi primordiale come il più piccolo mattoncino di una confezione di Lego. L'accumulazione dei vari elementi crea ogni tipo di forma e dimensione. Il modello può quindi essere smontato di nuovo nei suoi elementi (diversamente dal Lego, il qi primordiale è naturalmente piccolo a tal punto da essere invisibile e indivisibile). Oltre il livello molecolare ogni cosa nel mondo può essere disintegrata in protoni, neutroni ed elettroni e quindi in quark, quark top per poi finire in qi primordiale. Ciò indica che ogni cosa si è evoluta a partire dal medesimo elemento. La formula $E=mc^2$ di Albert Einstein può forse aiutarci a comprendere meglio il fatto che materia, energia e informazioni sono intercambiabili. Nell'equazione qui sopra citata l'energia (E) generata dalla materia equivale alla massa (m) moltiplicata per la velocità della luce (c) al quadrato.

Un semplice metodo per fare esperienza del qi è attraverso la conduzione di *laqi* o "tirando il qi".
Laqi: Rilassandosi si chiudono gli occhi dolcemente. Tenendo le mani a circa 15-20 cm di distanza fra di loro all'altezza dell'addome si eseguono lentamente dei semplici movimenti di apertura-chiusura (*laqi*). Si separano i palmi a una distanza di 35-40 cm e si riavvicinano nella posizione originale. Eseguendo il movimento lentamente a un ritmo di 6-10 secondi per ogni ciclo, la mente rimane concentrata sullo spazio compreso fra i

palmi. Dopo 6-10 cicli molte persone sentiranno sui palmi un formicolio o sperimenteranno una sensazione elastica e di calore. Questo semplice esercizio raccoglie il qi circostante al corpo assieme al qi esterno situato fra i palmi. Concentrandosi sullo spazio fra i palmi eseguiamo in realtà ciò che viene chiamato "la mente al sopra del qi" o guidare il qi con la mente.

Esistono molte varietà di qigong, e ognuna di queste ha proprie teorie e propri principi che a loro volta hanno portato alla creazione di diverse forme di allenamento. Quelle varietà che per fortificare il corpo si basano sul principio di *yin-yang* danno importanza al bilanciamento dello yin e dello yang (i tipi di qi positivo e negativo). Quelle che si fondano sui Tre Elementi (*sancai*) danno importanza ai tre aspetti della vita: essenza (*jing*), qi e mente (*shen*); e con più di duemila anni di pratica le forme daoiste di qigong hanno dato prova di essere molto efficaci. Quelle che si basano sulle cinque fasi (*wuxing*) danno importanza al lavoro sui cinque organi interni perché degli organi interni in salute portano a un corpo in salute. Quelle che si fondano sugli otto trigrammi (*bagua*) concentrano il loro allenamento sui meridiani straordinari (*qi jing ba mai*); e questo allenamento regola il flusso di qi e sangue nel corpo al fine di migliorare la salute.

Altre forme di qigong più complicate si fondano sui meridiani e sui collaterali o persino si fondano sui vari tipi di qi (il qi di diversi tipi di materia, come il qi delle piante ad esempio). Ci sono inoltre altre forme che sono disegnate per particolari tipi di malattia. Esiste un tipo di qigong che raccoglie il qi degli alberi facendo uso di diversi tipi di albero per i diversi organi. Ad esempio il gingko è in relazione al cuore, la quercia ai polmoni e così via. Sarebbe allora un bel problema se non fosse disponibile l'albero giusto per il praticante di questo tipo di qigong! Coloro che praticano le cinque fasi devono lavorare differentemente su ogni singolo organo e il lavoro su ogni singolo organo è di nuovo suddiviso in nutrimento, dispersione e sostenimento. Ciò vuol dire che per lavorare con i cinque organi interni la pratica necessita di quindici esercizi per ogni diversa condizione del rispettivo organo e questo può portare facilmente in confusione.

Gli esseri umani sono la forma più elevata di creatura del mondo e lo *hunyuan* qi degli esseri umani è di livello più alto. In natura ci sono varie forme di qi. Gli alberi hanno il loro qi, le montagne e i fiumi hanno anch'essi il proprio qi. Nel Zhineng Qigong non ci interessa questo tipo di qi perché ci concentriamo solamente sullo *hunyuan* qi primordiale e sullo *hunyuan* qi umano. Ci concentriamo sull'assimilazione dello *hunyuan* qi primordiale perché è la più raffinata forma di qi nell'universo, il livello di qi che ha dato forma a ogni cosa nell'universo. Questo livello di qi è in grado di trasformarsi nei livelli di *yin-yang*, dei tre elementi, delle cinque fasi, degli otto trigrammi e praticamente in ogni tipo di qi dell'universo. Questa pratica del Zhineng Qigong non ha bisogno di essere modificata per adattarsi ai vari tipi di malattia. La pratica di qualunque forma del Zhineng Qigong regola l'equilibrio fra yin e yang, migliora il flusso di qi nei meridiani e nei collaterali e agisce quando necessario sugli organi interni. Come si suol dire «il qi appropriato blocca ciò che è dannoso».

Il fatto che diverse forme di qigong si fondino su diverse teorie e principi spiega il motivo per cui non è saggio praticare diverse forme contemporaneamente. Ogni strada porta a Pechino, ma mai scegliere due percorsi insieme. Inoltre il qigong sebbene sia facile da imparare richiede però perseveranza e dedizione per essere padroneggiato. Pochi sono in grado di eccellere senza una fede risoluta in una particolare forma.

Provare a integrare altri insegnamenti (come la teoria della Medicina tradizionale cinese) nella pratica del Zhineng Qigong può creare confusione. Ad esempio nella pratica *yin-yang* il praticante suddivide lo *yin* e lo *yang* in: *yin* alto, *yang* alto, *yin* basso, *yang* basso e *yin-yang* eguali. Solamente per lo yin-yang ci sono cinque diversi approcci.
Nelle cinque fasi ciascuna fase appartiene a un particolare organo. Per ogni organo ci sono i metodi di nutrimento, dispersione e sostenimento e ciò che è ad esempio positivo per il fegato non può essere ripetuto per il cuore. Per i cinque organi si devono avere 15 diversi approcci. Il Zhineng Qigong è diretto e, diversamente dagli altri tipi di qigong che lavorano sui rami per apportare cambiamenti all'albero, lavora sul tronco principale.

II. L'allenamento sistematico nel Zhineng Qigong

La pratica del Zhineng Qigong comprende le forme dinamiche (esercizi – *donggong*), le forme statiche (le pratiche di meditazione o di quiete – *jinggong*) e le forme spontanee (*zifagong*). Tutte queste tre forme conducono il praticante attraverso l'allenamento di: *hunyuan* esterno (in cui si dà importanza all'interazione fra la mente e il qi esterno al corpo), *hunyuan* interno (in cui si dà importanza all'interazione della mente col qi interno al corpo) e *hunyuan* centrale (in cui si dà importanza all'interazione fra la mente e il qi in mezzo al corpo) passando da un livello elementare a un livello più elevato.

In tutto ci sono sei serie di esercizi, ma solo le prime tre serie sono state insegnate fino all'anno 2000. Queste sono: *Pengqi guanding fa* (di solito tradotto come il Metodo di sollevare il qi e riversarlo nella testa), *Xing shen zhuang* (di solito tradotto come il Metodo per l'integrazione di corpo e mente) e *Wu yuan zhuang* (di solito tradotto come il Metodo che riunisce i cinque). La prima serie, il Metodo di sollevare il qi, appartiene allo stadio dell'*hunyuan* esterno. La seconda e la terza serie appartengono allo stadio dello *hunyuan* interno mentre la quarta, la quinta e la sesta serie sono dello stadio dello *hunyuan* centrale che però non sono mai state pubblicamente insegnate.

Le sei serie di esercizi vengono presentati secondo il livello di qi in relazione all'attività fisiologica degli esseri umani. La pelle, i muscoli, i vasi sanguigni, gli organi interni, le ossa, etc. sono tutti composti di strati membranosi pieni di capillari. Il qi corporeo delle persone di norma permea il tessuto membranoso e lo scambio fra il qi esterno e il qi corporeo avviene principalmente sulla pelle e nel tessuto membranoso. La prima serie di esercizi, il Metodo di sollevare il qi, è concepita per amplificare a questo livello il processo di scambio del qi. Durante la sua pratica il qi corporeo è rilasciato all'esterno per interagire con lo *hunyuan* qi primordiale esterno al fine di portare il qi esterno all'interno del corpo. Ciò migliora sia la quantità che la qualità del qi interno. Questo stesso principio può essere applicato dal praticante per guidare il qi nella cura degli altri. Inoltre, grazie alla sua efficacia nel rafforzamento delle funzioni del tessuto membranoso, accresce la sensibilità dei sensi compreso lo sviluppo della percezione extra-sensoriale (PES). I praticanti con queste capacità sono in grado di vedere il qi, di vedere all'interno del corpo, di percepire lo stato di salute degli altri e così via. Tuttavia al livello della pratica dello *hunyuan* esterno il lavoro sul qi avviene principalmente a livello membranoso e subcutaneo dove i tessuti sono relativamente sciolti e dove per questo il flusso di qi non è forte. Ciò vuol dire che le capacità straordinarie sono sviluppate solamente fino a un certo grado. Ciò nonostante queste esercizio da solo permette di riacquisire le normali funzioni vitali ed è sufficiente per combattere le malattie.

Le forme dello *hunyuan* interno comprendono il Metodo di integrazione di corpo e mente (*Xing shen zhuang*) e il Metodo di riunire i cinque (*Wu yuan zhuang*).

Il Metodo per l'integrazione di corpo e mente avviene con l'unione di mente e corpo. E' un esercizio che serve a migliorare il qi del corpo fisico. La sua pratica permette una migliore permeazione di qi attraverso: pelle, muscoli, legamenti, vasi sanguigni e ossa; migliorando quindi ulteriormente la salute dei praticanti. La pratica del Metodo per l'integrazione di corpo e mente scioglie le articolazioni, i legamenti e i tendini. Fra le sei serie di esercizi questo è sicuramente il più impegnativo. Il qi, muovendosi in profondità, dentro muscoli e ossa, accresce enormemente la sensibilità di queste aree e il praticante diventa così capace di sentire questa loro condizione. Il Metodo per l'integrazione di corpo e mente influisce inoltre sugli organi interni attraverso la connessione fra questi ultimi con il qi dei canali energetici e dei collaterali. Successivamente il Metodo che riunisce i cinque, attraverso un'adeguata pratica aumenta e armonizza il qi degli organi interni e così la salute dei praticanti sarà al di sopra della norma.

Il Metodo di riunire i cinque agisce direttamente sul qi dei cinque organi interni. Qui ha importanza la relazione fra le emozioni e gli organi interni. I cinque organi sono: cuore (*xin*), fegato e milza (*gan*), pancreas (*pi*), polmoni (*fei*) e reni (*shen*). Si badi che nel Zhineng Qigong, come in molte discipline della Medicina tradizionale cinese, il fegato (*gan*) è l'equivalente di ciò che sono il fegato e la milza nella medicina occidentale.

Le teorie della Medicina tradizionale cinese e del qigong indicano che i cinque suddetti organi sono legati alle emozioni di una persona. Il cuore è collegato alla gioia, il fegato e la milza sono collegati alla rabbia, il pancreas è collegato all'ansia, i polmoni sono collegati alla tristezza e i reni sono collegati alla paura. I cinque organi interni sono inoltre interrelati con l'attività mentale. Il cuore è connesso alla coscienza (*shen* – mentalità, processi cognitivi e sentimenti), il fegato e la milza con l'anima eterea (*hun* – l'aspetto morale e spirituale degli esseri umani), i polmoni con l'anima corporea (*po*- la parte briosa della mente), il pancreas con l'immaginazione (*yi* – l'atto o il potere di pensare e creare idee), i reni con la volontà (*zhi* – il potere mentale di una persona nel guidare i propri pensieri e le proprie azioni). La pratica del metodo di riunire i cinque migliora il qi degli organi interni e stabilizza l'attività mentale.

Il Metodo per l'integrazione di corpo e mente fonde insieme pelle, muscoli, legamenti, vasi sanguigni e ossa. Il Metodo di riunire i cinque collega il qi degli organi interni all'attività mentale. La pratica dello *hunyuan* interno accresce l'abilità di controllo dei muscoli involontari del corpo. Un praticante esperto è ad esempio in grado di controllare a proprio piacimento il battito del cuore, la pressione sanguigna e i movimenti intestinali. Con la permeazione del qi in profondità nel corpo viene così notevolmente perfezionata la connessione fra l'essere umano e la natura.

Oltre questo stadio c'è il livello dello *hunyuan* centrale. Questo comprende tre esercizi: *Zhong mai hunyuan* (lo *hunyuan* del canale centrale), *Zhong xian hunyuan* (lo *hunyuan* della linea centrale) e *Fan bei gui hunyuan* (l'unione con l'universo).

Il termine "centrale" si riferisce al centro del corpo umano. Il canale centrale è di solito considerato il canale che collega *baihui* (2-3 cm posteriormente alla sommità della testa) e *huiyin* (nella zona perianale). Questo canale appare solo quando la pratica raggiunge un certo sviluppo. La pratica dello *hunyuan* del canale centrale aumenta enormemente le capacità extra-ordinarie. Anche alcune pratiche del buddhismo tibetano e del qigong daoista includono una pratica del canale centrale, ma per queste il canale centrale è altra cosa da come lo si intende nel Zhineng Qigong.

La linea centrale corre lungo il centro del canale centrale. L'allenamento dello *hunyuan* della linea centrale assorbe il qi corporeo nella linea mediana del canale centrale. Il praticante che raggiunge questo punto è molto vicino a formare un tutt'uno con l'universo, lo scopo dell'ultima serie di allenamento.

Oltre alle sei forme già menzionate fu introdotto *San xin bing zhan zhuang* (L'Esercizio in piedi per l'unione dei tre centri, di solito semplicemente chiamato Zhan zhuang) come esercizio di congiunzione fra i tre livelli di allenamento. Questa pratica è necessaria per passare dallo *hunyuan* esterno allo *hunyuan* interno e per passare dallo *hunyuan* interno allo *hunyuan* centrale. Nei diversi stadi ci sono piccole variazioni sulla visualizzazione e sulla zona dove portare l'attenzione.

Fino ad oggi solamente il Metodo di sollevare il qi, il Metodo per l'integrazione di corpo e mente e il Metodo di riunire i cinque sono stati resi pubblici. Questi esercizi sono stati introdotti per gradi fra il 1980 e il 1990. Il motivo di non aver introdotto tutte e sei le serie di esercizi è da ricercarsi nel fatto che il Zhineng Qigong, diversamente dal qigong tradizionale dove ci sono solo classi di pochi studenti, mira ad aiutare un vasto numero di persone. La formazione del campo di qi è molto importante nel favorire il progresso del praticante; e ogni singolo livello di allenamento richiede la formazione di un corrispondente campo di qi. Un forte campo di qi di un particolare livello favorisce l'apprendimento e il progresso per il livello successivo. Ciò spiega in parte il motivo per cui nei tempi antichi i praticanti avessero bisogno di diverse decine d'anni per raggiungere un alto livello di qigong.

Nell'anno 2009 la forma meditativa del Zhineng Qigong deve ancora essere presentata perché senza un certo grado di allenamento non è semplice rimanere sufficientemente in quiete. Una mente vacillante sabota lo scopo della meditazione. Inoltre il metodo meditativo ha un'intera sequenza di requisiti particolare che riguardano l'uso cosciente della mente molto astratti e di difficile apprendimento; per questo motivo non sono adatti a una diffusione pubblica.

La forma spontanea (*zifagong*) è altrettanto difficile da praticare. I documenti storici del qigong non riportano i fondamenti logici per una sua pratica, e teorie e principi si sono tramandati principalmente in modo orale. Di solito la pratica inizia con movimenti dolci per poi passare a movimenti violenti per poi far ritorno dai movimenti violenti alla quiete. Ogni singolo livello ha le sue corrispondenti teorie. Nei tempi antichi quando veniva praticata correttamente questa pratica era molto efficace. La pratica errata però danneggia sia il qi che la mente, e danneggiando il qi non permette al praticante di controllare i propri movimenti; mentre l'effetto sulla mente può provocare la psicosi.

Ciò accade perché quando il qi coltivato con questo metodo di allenamento diviene abbondante si muove lungo dei tragitti propri. A questo livello se la condizione mentale del praticante non è abbastanza stabile nel controllare il qi la mente seguirà i movimenti del qi in un modo dannoso. Nei primi anni '80 molti praticanti (non i praticanti del Zhineng Qigong) caddero preda di questo tipo di pratica. A causa delle difficoltà e dei rigorosi requisiti per seguire le istruzioni in modo preciso questo tipo di pratica non verrà introdotta fino a quando la gente non raggiungerà un certo livello nella condizione fisica e mentale.

III. Posizioni e tecniche di rilievo

Il dott. Pang Ming, fondatore del Zhineng Qigong, si laureò in medicina all'età di 18 anni. Prima di sviluppare il Zhineng Qigong (che è basato su principi medici e scientifici) studiò i qigong di: Medicina tradizionale cinese, confucianesimo (*rujia gong*), daoismo (*daojia gong*), buddhismo (*fojia gong*) e quei qigong ristretti a cerchie familiari tramandati per molti anni.

Pang Laoshi (il maestro Pang) ha praticato sotto la guida di 19 grandi maestri di diversi tipi di qigong. Questo gli ha permesso di apprendere varie posizioni e tecniche di qigong tenute in grande considerazione dagli studiosi dei tempi passati. Ci sono molti utili segreti e accorgimenti nel qigong e conoscerli agevola enormemente il progresso dell'allenamento.

In realtà ci sono molti trucchi segreti in ogni ceto sociale. Nella Cina antica c'era un artigiano di nome Zhang Mingsan talmente versato nella costruzione di bambole di creta che veniva chiamato Zhang l'uomo di creta. Il maestro Zhang poteva produrre bambole con dei sorrisi così adorabili che nemmeno il discepolo che era stato con lui per decine di anni poteva replicare. Nei suoi ultimi momenti di vita il suo discepolo gli chiese: «Maestro perché quando ritorno in bottega le mie bambole che avevano facce lunghe e tristi sono poi sorridenti?». Alla fine il maestro Zhang rivelò il segreto: «Tutto ciò che devi fare è dare alcuni colpetti alle guance e spingere su il mento, quindi arrotondare le guance. Così saranno tutte sorridenti». Era così semplice, ma se il maestro si fosse rifiutato di rivelare questo segreto, anche interi anni di pratica non avrebbero risolto il problema. Nel Zhineng Qigong ci sono numerosi trucchi di questo tipo che raccolgono tutti i preziosi segreti del passato. Una pratica diligente darà rapidi progressi.

IV. Tre metodi di insegnamento

Ci si riferisce all'insegnamento attraverso la mente, le istruzioni orali e la dimostrazione dei metodi. Nei tempi antichi il qigong era insegnato agli studenti secondo il loro livello di salute e secondo la loro capacità di comprendere. L'insegnamento attraverso la mente era il più elevato, quello che faceva uso di istruzioni orali era in una posizione intermedia e l'insegnamento attraverso la dimostrazione dei metodi era al livello più basso.

i. L'insegnamento attraverso la mente
Nel passato i maestri di alto livello non avevano bisogno di parlare ai discepoli avanzati che erano mentalmente e fisicamente in salute. Il discepolo poteva comprendere l'insegnamento solamente attraverso la trasmissione di pensieri. Questo metodo di insegnamento era tuttavia molto raro: nemmeno uno o due discepoli fra migliaia. Nel Zhineng Qigong l'insegnamento attraverso il campo di qi è sullo stesso piano dell'insegnamento che avviene tramite la mente. Prima di condurre qualsiasi attività, l'insegnante crea un campo di qi unificato unendo il qi esterno al qi dei partecipanti.
Ciò risulta essere molto efficace e può essere fatto con decine, centinaia o addirittura migliaia di persone. Quando l'insegnante dà un ordine i partecipanti sono in grado di percepire i cambiamenti interni. Ad esempio se un insegnante durante un discorso si concentra sull'aumentare di

grandezza le mani, le mani dei partecipanti aumenteranno di dimensione. In un campo di qi formato per l'insegnamento se l'insegnante visualizza l'esecuzione degli esercizi, gli studenti saranno facilitati nell'esecuzione di tali esercizi. L'effetto del campo di qi è simile all'effetto magnetico di un magnete (l'insegnante) su delle barrette di ferro (gli studenti). Nelle mani degli insegnanti questo è un metodo molto efficace per aiutare il progresso degli studenti. Di conseguenza il Zhineng Qigong raccomanda l'allenamento in gruppo piuttosto che individualmente. Dal momento che la creazione del campo di qi avviene con la mente, questo metodo ricade perciò nella categoria dell'insegnamento attraverso la mente, anche se a un livello elementare.

La formazione di un campo di qi come si pratica nel Zhineng Qigong è una tecnica nuova e particolare per l'insegnamento e la guarigione. E' stata sviluppata a partire dallo studio dei metodi tradizionali con cui i maestri guidavano gli studenti nella pratica o gestivano i pazienti per ottenere un miglior risultato nella guarigione, con l'aggiunta di conoscenze moderne. Quando nei tempi antichi le attività rurali avvenivano su ridotta scale per soddisfare i bisogni di una singola famiglia, il qigong si tramandava all'interno della famiglia o da persona a persona. Il detto comune nell'insegnamento del qigong era quindi: "l'insegnamento non dovrebbe giungere a sei orecchie", intendendo che l'insegnamento doveva essere trasmesso da persona a persona. In queste condizioni non c'era il bisogno della creazione di un campo di qi. Tuttavia, oggi, il mondo in cui la produzione di massa e le grandi società sono la norma è completamente diverso. Lo scambio di informazioni avviene a un ritmo elevato. Queste cose promuovono indirettamente lo sviluppo di un insegnamento attraverso la formazione di un campo di qi. L'insegnamento attraverso il campo di qi facilita gli sforzi del Zhineng Qigong nel raggiungere la gente. L'insegnamento attraverso la mente è una pratica di alto livello e l'apertura a un pubblico vasto è un bisogno attuale. La principale caratteristica del Zhineng Qigong è di unire questi due aspetti.

ii. L'insegnamento attraverso le conferenze sul Zhineng Qigong
Viene posta uguale importanza sia alla comprensione di insegnamenti e principi del Zhineng Qigong sia all'esecuzione di posizioni e tecniche. Nel primo Centro Huaxia di addestramento di Zhineng Qigong, durante il corso di aggiornamento della durata di tre mesi vennero tenute 140 ore di lezioni. Nel corso di addestramento della durata di 20 giorni venivano date lezioni per la durata di 24-30 ore. Queste lezioni/conferenze avevano l'intento di istillare una forte comprensione e fede nel Zhineng Qigong. Dal momento che il qigong è una conoscenza pratica, più se ne apprende

e più si riesce a integrarla, sia consciamente che inconsciamente, nelle attività quotidiane. Il processo è ciò che si chiama volgere la mente verso il qigong. Questo è un aspetto importante. Senza volgersi al qigong il praticante potrà solamente riuscire nel tenere a bada le malattie e vivere in salute, ma non sarà in grado di raggiungere il cambiamento completo nella qualità del proprio qi. Quindi nel Zhineng Qigong gli esercizi e la teoria non sono due ma un'unica materia. La comprensione degli insegnamenti e dei principi è di particolare importanza per l'avanzamento del praticante verso un livello elevato.

Nel passato a causa di bassi livelli di civilizzazione, di uno scarso sviluppo della scienza e di mancanza di un vocabolario adeguato la teoria del qigong risultava di difficile esposizione. Per gli insegnanti era difficile insegnare e altrettanto difficile era per gli studenti apprendere. Gli antichi maestri per esempio definivano la "coscienza" come "senza conoscere lo *yin* e lo *yang*", una spiegazione difficile da afferrare. Gli aspetti di *yin-yang*, delle cinque fasi, degli otto trigrammi, dei tronchi celesti, dei rami terrestri e così via, non so facili da descrivere. E per evitare inutili fraintendimenti e confusione i maestri si concentravano per lo più sull'allenamento fisico. In fine il praticante, con il miglioramento della sua condizione mentale e fisica, era in grado di notare e fare esperienza dei cambiamenti di qi nel corpo come riportato dagli insegnamenti. E il praticante quindi poteva basarsi su quella comprensione per l'allenamento e i progressi successivi. Questo evento era conosciuto come "la vera pratica inizia solo dopo la realizzazione", che voleva dire che prima della comprensione di teorie e principi la pratica seguiva principalmente delle direttive alla cieca, e solo dopo la comprensione della vera essenza l'allenamento diventava veramente significativo. Il metodo antico di insegnamento è lento e inappropriato per la società moderna e per giunta i più alti livelli di educazione nella società moderna hanno permesso ai praticanti di comprendere gli insegnamenti di qigong più prontamente. Il Zhineng Qigong quindi sottolinea l'eguale importanza di teoria e pratica. Il Zhineng Qigong è fondato sulla caratteristica Teoria olistica *hunyuan* e per insegnare correttamente è necessario comprendere questa teoria.

iii. L'insegnamento attraverso la dimostrazione di posizioni e tecniche

I metodi del Zhineng Qigong sono stati sviluppati attraverso l'unione di vari elementi del qigong tradizionale, della conoscenza medica cinese e occidentale e della conoscenza scientifica moderna. Ogni singolo movimento è stato sviluppato dopo anni di ricerca. La corretta esecuzione degli esercizi permette al qi di fluire all'interno del corpo e per questo si dà la giusta importanza alla corretta esecuzione di posizioni e tecniche.

Alcuni potrebbero obiettare che non seguiamo le regole di insegnamento del passato. La regola antica diceva: "insegna con la mente agli studenti avanzati, insegna con le lezioni a coloro che hanno una comprensione media e insegna con la dimostrazione delle tecniche a coloro che sono a un livello inferiore".

L'attuale livello di civilizzazione è completamente diverso da quello dei tempi antichi. Il livello di salute fisica e di alfabetizzazione è molto più alto oggi. E persino coloro con una salute più cagionevole e con minore istruzione sono in confronto meglio di coloro che nei tempi antichi erano cosiderati i migliori. Quindi, invece di personalizzare il metodo di insegnamento per i diversi gruppi di persone, il Zhineng Qigong è stato introdotto inserendo tutti e tre i metodi. I partecipanti sono così in grado di trarre beneficio da ognuno dei tre metodi. Un paraplegico potrà ad esempio avere beneficio dalla partecipazione a una lezione attraverso gli effetti del campo di qi.

V. Non pone l'attenzione sulla conduzione orbitale o su speciali attività mentali

Il Zhineng Qigong non tenta di concentrare la mente per ricercare la pace interiore o l'assoluta tranquillità. E nemmeno tenta di concentrare la mente sui percorsi del sistema dei meridiani per muovere il qi lungo alcuni tragitti (il metodo orbitale – *zhoutian*). Il Zhineng Qigong pone l'attenzione sull'uso cosciente della mente al fine di mantenere la concentrazione sull'esecuzione degli esercizi. Ciò vuol dire rimanere concentrati sulla relativa area mentre si eseguono le tecniche. Ad esempio nello *hunyuan* esterno, come nel livello elementare del Metodo di sollevare il qi, i praticanti si focalizzano semplicemente sull'orizzonte mentre spingono in fuori e poi si focalizzano all'interno del corpo quando tirano all'interno. Accoppiando l'attività mentale ai movimenti corporei si favorisce il mescolamento del qi corporeo con il qi primordiale e ciò rafforza la connessione fra uomo e natura. Gli esercizi del Metodo per l'integrazione di corpo e mente sono strettamente collegati alle nostre attività quotidiane. Ai praticanti viene richiesto di rimanere concentrati sull'esecuzione di ogni singolo movimento. E' un tipo di allenamento che unisce la coscienza al corpo. Nel Zhineng Qigong, ogni serie di esercizi vuole rafforzare le nostre ordinarie abilità fisiche e mentali. Tutte le attività mentali sono concepite per accordarsi e rafforzare le nostre normali attività vitali. L'astinenza da un'attività mentale particolare o inusuale permette ai praticanti di concentrarsi maggiormente.

Alcuni potrebbero dire che una pratica con la mente concentrata solamente sui movimenti, senza che si presti attenzione al qi, non può considerarsi qigong. E' tuttavia vero il contrario. Questo metodo soddisfa i requisiti dell'antica pratica di qigong ed anche i requisiti di una pratica di alto livello. Fondamentalmente le normali attività degli esseri umani sono composte di attività mentali e fisiche con una naturale partecipazione del qi in esse. Le forme tradizionali richiedono ai praticanti di rimanere calmi e in quiete. Ciò significa due cose: rimanere con una mente vuota e consapevole. Nel linguaggio moderno ciò vuol dire che le onde cerebrali non sono in una condizione di eccitazione o di inibizione, ma piuttosto sono in una condizione ordinata e sistematica. Quando la mente rimane concentrata l'attività cerebrale diventa ordinata.

Nei più alti livelli di allenamento, il qigong sottolinea decisamente l'importanza di unificare la mente col corpo fisico. Il famoso e grande maestro di qigong Bai Yuchan (nato nel 1194 d.C.) indicò questo come la più alta forma di allenamento. Egli disse: «l'unione di corpo e mente forma il frutto alchemico» (intendendo un alto conseguimento nella pratica). Da queste parole risulta chiaro che anche senza concentrarsi su certi "centri di qi", senza praticare certi esercizi respiratori, l'unificazione della mente col corpo è un livello alto di pratica.

I praticanti buddhisti si concentravano sul conseguimento del samadhi (uno stato meditativo di alto livello). La loro forma di qigong richiede anche ai praticanti di rimanere consapevoli durante le attività quotidiane (camminando, rimanendo fermi, seduti o sdraiati). C'erano documenti riguardo a un monaco che cercava l'aiuto del suo maestro. Il monaco chiese: «Come pratica il maestro?». Il maestro rispose: «Mangiando e dormendo». E il monaco: «Come gli altri?». E il maestro: «No, quando mangio io mangio; quando dormo io dormo. Gli altri non fanno così». Molti di noi pensano ad altre cose mentre mangiano o prima di addormentarsi. Svolgere le nostre attività quotidiane consapevolmente senza alcun altro pensiero è una forma di qigong di alto livello. Molti credono erroneamente che le forme statiche di qigong appartengano al più alto livello, mentre le forme dinamiche siano al livello più basso. In realtà a un livello elevato non esistono differenze fra le forme statiche e le forme dinamiche. Se il praticante può rimanere in quiete solo durante la pratica statica e non è in grado di fare altrettanto quando è in movimento, ciò vuol dire che deve ancora raggiungere un alto livello. A un alto livello il praticante è in grado di svolgere le attività consapevolmente mentre mantiene una mente assolutamente in pace.

Il Zhineng Qigong non richiede ai praticanti di pensare al vuoto e nemmeno introduce alcun tipo di speciale attività mentale. I requisiti delle attività mentali sono semplici ed efficaci in tutte le forme. Inoltre si incoraggia i praticanti a includere la pratica nelle loro attività quotidiane (la mente rimane focalizzata nel corpo tutto il tempo). Ad esempio nel distendere il braccio per raggiungere il bicchiere di vetro se la mente è solamente concentrata sul bicchiere allora la mente non è dentro il corpo. Per unire la mente al corpo, la mente deve essere focalizzata sul braccio. Focalizzandosi nel corpo verrà naturalmente mobilizzato il qi. Quindi tutti e tre gli aspetti di mente, corpo e qi sono coinvolti e costituiscono un alta forma di allenamento. Prestando attenzione continuamente a questo aspetto il progresso della pratica sarà più veloce.

VI. Senza condurre, ma attraendo il flusso di qi

Il qigong è una forma di allenamento che mira a migliorare il flusso di qi dentro al corpo. Nel Zhineng Qigong ci limitiamo ad attrarre (dirigere) il flusso di qi in entrata-uscita e all'interno del corpo.

i. Attrarre il qi con la mente – Il metodo di attrazione con la mente

Questo metodo viene impiegato nel livello dello *hunyuan* esterno. Ciò che mobilizziamo in questo metodo è il qi corporeo o il qi esterno, ma non il qi dei canali energetici. D'altra parte nella maggioranza delle forme tradizionali di qigong invece il qi viene guidato dalla mente, e questa non è la stessa cosa. Di norma nel metodo in cui si guida il qi il praticante si concentra strettamente sul qi dei canali guidandone i movimenti all'interno del corpo. Nell'attrarre il qi con la mente non ci si concentra sul qi ma sulla zona designata per attrarre il movimento del qi e far avvenire i cambiamenti desiderati. Questo metodo è di gran lunga più sicuro. Nel guidare il qi lungo certi percorsi o canali prefissati, una perdita di focalizzazione o un passo falso possono arrecare seri danni. Ci furono casi in cui persone che praticavano queste forme di qigong si ritrovarono con malattie mentali, una condizione conosciuta con il nome di "Camminare nel fuoco, entrare nel male" (*zou huo ru mo* – un termine tecnico del qigong). Ad esempio il praticante del metodo del canale orbitale (*jingmai zhoutian* – una forma tradizionale daoista) dà inizio al qi del *dantian* attraverso la respirazione scaldando il *dantian* inferiore; un processo noto come "accendere il fuoco". Quando il praticante ha raggiunto un livello adeguato inizia a guidare il movimento di qi lungo il vaso concezione (*renmai*) e lungo il vaso governatore (*dumai*). Questo processo è chiamato "congedarsi dal qi e avviarsi nei canali". Se però il movimento del qi nel dantian non segue la giusta strada e imbocca la via sbagliata, ciò viene riconosciuto come "camminare sul fuoco" *(zou huo)*. Se il qi va sul sentiero errato depriva la mente dei nutrienti necessari (nutrimento del qi), la funzione mentale viene severamente intaccata e ciò porta ai disturbi mentali. Questa condizione è chiamata "entrare nel male" *(ru mo)*. In questo tipo di pratica è necessaria una notevole supervisione, è necessario essere guidati personalmente. Questo spiega in parte il motivo per cui nei tempi antichi i maestri di qigong accettavano solamente pochi studenti per permettere loro di notare immediatamente ogni imprevisto e fornire l'aiuto necessario. Il Zhineng Qigong è una forma ideata per tutti. Una classe può essere fatta da decine o perfino centinaia di persone, e se dovessimo usare il metodo di guidare il qi sarebbe impossibile per gli insegnanti supervisionare ogni singolo praticante per l'avvistamento del processo chiamato "camminare nel fuoco". Viene quindi utilizzato il metodo di attrarre il qi che è più sicuro. In un labirinto una persona non certa della strada da seguire potrebbe avere delle difficoltà a uscirne. Tuttavia se venisse eretto un palo nel punto di uscita, allora uscire sarebbe semplice. Questo è essenzialmente ciò che fornisce il metodo di attrazione.

Il meccanismo che porta al disordine mentale durante "camminare sul fuoco, entrare nel male", non è lo stesso che accade in "assaltare il sentiero giallo" *(zhong gong quang huang)* del movimento spontaneo. Nelle forme tradizionali il vaso concezione *(renmai)* è il percorso nero, il vaso governatore *(dumai)* è il percorso rosso e quello situato al centro fra i due è il percorso giallo. Nelle forme spontanee l' "assalto al sentiero giallo" si verifica quando il qi corre da solo verso l'alto ed entra nel percorso centrale in modo sbagliato.

Le teorie e i principi della medicina tradizionale cinese e del qigong hanno indicato che gli esseri umani mantengono il processo vitale attraverso lo scambio di qi (che include le sostanze visibili come l'aria che respiriamo, il cibo che ingeriamo e le informazioni e le energie all'interno del qi) con la natura. I movimenti del qi all'interno del corpo sono suddivisi in quattro fasi principali: apertura, chiusura, ascesa e discesa. Gli esseri umani mantengono un equilibrio con la natura attraverso l'apertura-chiusura. Questa apertura-chiusura è una forma di scambio di qi (ogni cosa viene vista olisticamente come *hunyuan* qi) che accade in ogni istante. Se lo scambio è forte, la persona sarà in salute, ma se lo scambio è insufficiente la persona sarà debole. Se lo scambio è eccessivo o bloccato la persona si ammalerà.

Il Metodo di sollevare il qi fu sviluppato sulla base di questo principio. Questo esercizio rafforza le più fondamentali attività vitali. L'esercizio dà importanza all'unificare la mente col qi e ad attrarre il qi con la mente. Accoppiando l'attività mentale con i movimenti corporei si attraggono efficacemente i movimenti del qi corporeo perché si mescolino con il qi esterno. Con i movimenti di apertura-chiusura i pori e gli agopunti del corpo intero naturalmente duplicano questo processo rilasciando il qi del corpo e portando all'interno il qi esterno. Quando si esegue il movimento di spingere-raccogliere, durante la spinta, si pensa all'orizzonte e naturalmente il qi corporeo verrà rilasciato. Nel raccogliere il qi concentrando la mente nel corpo naturalmente il qi esterno verrà assorbito. Questi movimenti rafforzano il processo di scambio del qi e la connessione fra uomo e natura.

ii. Attrarre il qi con la forma (movimenti) – Il metodo di attrazione con la forma

Ovvero la facilitazione del flusso di qi nei canali (il sistema su cui si basa l'agopuntura) attraverso i movimenti e le posizioni. Attrarre il qi con la mente coinvolge principalmente il qi del *dantian* e lo *hunyuan* qi. La mente non può attrarre il flusso di qi nei canali. Anche se il metodo di attrarre con la forma non è stato riportato nei testi antichi di qigong, fu largamente usato nelle forme marziali del passato. E' ciò a cui nelle arti marziali ci si riferisce con "la mente osserva la forma, il qi fluisce con la forma". Intendendo dire che il qi fluisce adeguandosi ai movimenti o alle posizioni. Questo è ciò che avviene durante i nostri movimenti fisici nelle attività quotidiane. Naturalmente durante i movimenti fisici il qi corporeo è coinvolto anche a causa degli ordini dati dalla mente (ovunque è la nostra mente, il qi segue).

La seconda serie degli esercizi di Zhineng Qigong, il Metodo per l'integrazione di corpo e mente, appartiene al livello dello *hunyuan* interno (il livello dell'interazione interna in cui il qi e la mente interagiscono all'interno del corpo). Qui viene impiegato il metodo di attrarre con la forma. Mentre i movimenti del qi corporeo sono rapidi e possono essere controllati dalla mente, il qi dei canali è mobilizzato solo attraverso i movimenti corporei. I principali 12 canali energetici sono connessi con gli organi interni e con le varie parti del corpo. Quando l'attività di una certa parte del corpo viene accresciuta, questa stimola il corrispondente canale di qi e accresce il flusso di qi in quella zona. Così il qi dei canali può essere inviato in diverse parti del corpo per migliorare la relativa funzione. Quando ad esempio muoviamo le dita si stimolano e mobilizzano i canali di qi nelle nostre dita, anche se normalmente questa mobilizzazione del canale di qi è lento. Il Metodo per l'integrazione di corpo e mente fu sviluppato dall'idea che i movimenti fisici generano un flusso nei canali di qi e questo metodo mira proprio a rafforzare questo effetto. Moltissima attenzione è stata data a questa caratteristica dei canali di qi così da permettere agli esercizi di mobilizzare il qi efficacemente.

Il Zhineng Qigong dà importanza all'allenamento del qi corporeo e non del qi dei canali. Il qi corporeo è il prodotto cumulativo del qi che fluisce dai collaterali e si connette ai canali. Dunque quando i canali traboccano di qi questo si accumula nel corpo. Gli esercizi del Metodo per l'integrazione di corpo e mente si concentrano sulle estremità degli arti e sulle piccole articolazioni. Questo stimola i canali potentemente. Ad esempio l'esercizio per mani e dita stimola i canali della mano e accresce il flusso di qi in quel punto. A causa di questo processo il qi dei canali fuoriesce dai collaterali (che si interconnettono con i canali) accumulando il qi corporeo. Il Metodo per l'integrazione di corpo e mente è un esercizio che fa uso principalmente del metodo di attrarre con la forma, coadiuvato dal metodo di attrazione con la mente. Prendendo di nuovo come esempio l'esercizio di mani e dita, nel protrudere i palmi all'esterno la mente si concentra sulla parte esterna dei palmi e il qi corporeo segue di conseguenza. Durante l'esercizio, oltre alla stimolazione dei canali e all'aumento del flusso di qi le parti del corpo corrispondenti sperimentano pienezza e calore. Questo attrae perciò l'attenzione della mente sulla zona corrispondente recando con sé il qi. Questo è il motivo per cui nella pratica del Metodo per l'integrazione di corpo e mente si sperimentano sempre forti sensazioni di qi. Anche i movimenti del Metodo per sollevare il qi mobilizzano il qi del sistema dei canali ma, proprio perché non coinvolge la punta degli arti e le piccole articolazioni, l'effetto non è significativo. I movimenti del Metodo di sollevare il qi intendono permettere i movimenti di apertura-chiusura del qi corporeo.

iii. Attrarre il qi con il suono. Il metodo di attrazione col suono
Questo processo avviene fondamentalmente attraendo/mobilizzando i movimenti del qi con la pronuncia di certe sillabe. Tradizionalmente questo metodo viene annoverato fra i mantra, gli incantesimi, le litanie o le formule magiche. Una forma di solito conosciuta sono la pratica delle Sei sillabe segrete (*Liu zi jue*) in cui si fa uso della pronuncia di *ke, si, hu, xi, xu, chui*. La litania buddhista di Om Ma Ni Pe Me Hong è un'altra di queste pratiche.
Ancora un esempio sono i suoni *gong, shang, jiao, zhen, yu*, etc. riportati nel *Classico interno dell'imperatore giallo* (Huangdi nei jing, autore sconosciuto,

anteriore alla dinastia Han). I diversi tipi di sillabe mobilizzano il qi corporeo verso determinate zone. Ad esempio i primi due toni della fonetica cinese muovono il qi verso l'alto, mentre gli altri due muovono il qi verso il basso. Pronunciare sillabe che contengono le vocali *u* e *ü* con la bocca chiusa permette di conservare il qi all'interno, mentre pronunciare le sillabe senza queste due vocali e con la bocca aperta muove il qi verso l'esterno. Tutti questi processi sono stati ricavati e dedotti dalle attività quotidiane. La terza serie di esercizi, il Metodo di riunire i cinque, fa uso di questo sistema.

Un punto da notare è che il canto aiuta inoltre i praticanti a rimanere concentrati. Alcuni incantesimi sono composti dà informazioni positive che aiutano a rafforzare l'intenzione. Ognuno di questi metodi fa uso del metodo di attrarre col suono per mobilizzare il qi.

I tre metodi di attrarre il qi sono in realtà parte delle nostre attività quotidiane: la mente è in grado di controllare il qi, i movimenti sono in grado di mobilizzare il qi e anche pronunciare le sillabe muove il qi. Tutte queste sono attività quotidiane. Il Dott. Pang dopo averne scoperto i fondamenti logici ha creato i corrispondenti metodi per rafforzarne l'effetto. Questo è un altro dei motivi per cui il Zhineng Qigong è sicuro, affidabile e facile da praticare.

VII. Il Zhineng Qigong è una forma "aperta" di qigong

La denominazione "aperta" è contrapposta alla cosiddetta forma "chiusa". Intorno al 1980 il professor Pang Ming suddivise il qigong in due gruppi principali: le forme "aperte" e quelle "chiuse".

La maggior parte delle forme tradizionali di qigong (daoiste, buddhiste e confuciane), all'inizio del percorso di pratica, richiedono ai praticanti di preservare l'essenza (*jing*) il qi e la mente (*shen*) all'interno del corpo. Le forme buddhiste e daoiste richiedono inoltre al praticante di isolarsi dalla società e praticare lontano da casa. La forma confuciana richiede ai praticanti di "rimanere dietro porte chiuse". Tradizionalmente le orecchie, la bocca e gli occhi sono collegati rispettivamente all'essenza, al qi e alla mente; e quindi in tutte queste forme tradizionali le orecchie, la bocca e gli occhi devono rimanere chiusi (ad esempio si deve osservare e ascoltare solo all'interno del corpo e astenersi dalla parola). Tutto ciò avveniva al fine di accumulare l'essenza vitale, il qi e la mente all'interno per progredire gradualmente. In ogni caso, una volta raggiunto un certo livello, queste forme chiuse di qigong richiedono al praticante di aprirsi all'esterno.

Ad esempio, dopo aver raggiunto l'abilità di unificare la mente col qi interno ed aver creato il "bambino di qi" (condensazione del qi per formare un "bambino" che può essere creato, ma può anche essere dissolto), questa forma daoista richiede al praticante di rilasciare all'esterno il "bambino" attraverso la sommità della testa (la porta celeste, *tianmen*). Inizialmente il cosiddetto "bambino di qi" si allontana dal corpo solo ad una distanza pari a un passo per poi essere riassorbito nel corpo. La distanza poi aumenta progressivamente e uniformemente con l'aumentata capacità di controllo. Successivamente il qi viene riassorbito nel corpo per rafforzare ulteriormente lo stesso. Dopo di che si procede nel rilasciare la mente (*shen*) e il corpo (*xing*) per condurre ad esempio delle attività caritatevoli all'interno della società.

Anche i praticanti buddhisti che sono passati attraverso i quattro *jhana* e gli otto *samadhi* (con riferimento ai vari stadi della pratica *Chan*), al raggiungimento di un certo livello di pratica devono mettersi al servizio della società per "rilasciare" mente e corpo.

La forma confuciana richiede ai praticanti di ritirarsi per studiare, imparare e realizzare le buone virtù. In seguito viene messo l'accento sull'importanza di costruire una famiglia armoniosa, governare il paese correttamente e promuovere la pace nel mondo. Questo è il modo confuciano di "rilasciare" mente e corpo. Questi sono i modi di progredire delle forme "chiuse". E' quindi abbastanza chiaro che ad un certo punto le forme "chiuse" si devono aprire.

Nel Zhineng Qigong abbiamo assimilato l'importante esperienza della pratica tradizionale integrandola con i bisogni della società moderna e utilizzando il metodo aperto. Ai praticanti viene richiesto di rilasciare la forma fisica, il qi e la mente sin dalle prime fasi. Il Metodo di sollevare il qi è una pratica che apre i passaggi del qi. Rilasciare il qi corporeo e assorbire il qi esterno attraverso la concentrazione ripetuta e alternata fra l'orizzonte e l'interno del corpo aiuta ad aprire la mente. Questo connette il praticante al qi esterno permettendogli di attirare all'interno l'inesauribile qi esterno. Se paragonata alle forme "chiuse" di qigong, l'abilità di attirare il qi esterno ha migliorato notevolmente le risorse del qi permettendo ai praticanti di progredire a un ritmo più veloce. Le serie di esercizi successive portano quindi i praticanti al livello superiore di fusione con l'universo. Questo è dato dall'apertura del qi. Il genere umano è un prodotto della natura, ma è anche un elemento della società. Quando si parla di "apertura" ci riferiamo all'apertura verso la natura ed anche verso la società. In altre parole dobbiamo diventare una sol cosa con natura e società.

Il genere umano è fatto di tre componenti: il corpo fisico, il qi e la mente. Fra questi, la mente è il più importante e agisce come centro di controllo; e inoltre la sua "apertura" è il processo più importante. L'aspetto principale dell'apertura della mente è di acquisire la capacità di seguire la legge della natura e rispettare i requisiti morali della società – conformarsi alle norme di natura e società (*daodè*). E' da notare che il termine *daode* è stato spesso erroneamente tradotto con moralità.[2] I maestri di qigong dell'antichità professavano: «per intraprendere la Via è necessario mettersi al servizio del mondo», ovvero conformarsi alla legge della natura e alla moralità della società. Il punto centrale è qui rappresentato dal lasciare andare il proprio Io e diventare una sol cosa con natura e società. La coltivazione del *daode* è il lavoro di base del Zhineng Qigong. Dovremmo coscientemente rimanere calmi e naturali in ogni momento per lasciar andare il nostro Io. Al contempo dovremmo seguire il ritmo della natura per essere in armonia con i suoi cambiamenti come le fluttuazioni del tempo atmosferico. Lottare per mantenere la calma e la stabilità con la natura e la società in ogni circostanza dovrebbe essere l'obiettivo di tutti. I maestri dell'antichità dicevano: «coltiva il qi in luoghi quieti, cheta la mente in luoghi rumorosi». Ovvero pratica il qi in luoghi tranquilli e pratica l'abilità di rimanere calmo in circostanze rumorose e caotiche. Questo allena la mente a rimanere calma in ogni circostanza. Questo è un alto livello di pratica. Il Zhineng Qigong sottolinea l'importanza di aprire la mente dalle fasi iniziali ai livelli più elevati.

L' "apertura" del corpo fisico richiede di fondere le attività quotidiane e il lavoro con la pratica. Trasformare la pratica di qigong nella attività vitali e trasformare le attività vitali in pratica di qigong. Il Zhineng Qigong ci richiede di adottare la modalità "aperta", e anche l'insegnamento e la guarigione attraverso la creazione di un campo di qi riflettono la caratteristica di rimanere aperti. Con la formazione del campo di qi chiunque è in grado di aprire la mente, liberare il qi e, una volta che i movimenti e il pensiero saranno sincronizzati, provocare un forte effetto e rafforzare ulteriormente il campo di qi. Questo campo di qi è il lavoro complessivo di tutti i partecipanti e arreca benefici a ognuno nella guarigione, nell'allenamento e nell'insegnamento. Questo rafforza il legame fra i partecipanti recando contemporaneamente beneficio a sé

---

2 Vedi Ooi Kean Hin, *Zhineng Qigong – Uso cosciente della mente e coltivazione del daode.*

33

stessi e agli altri. Le basi teoriche e la pratica dimostrano che il Zhineng Qigong ha fondato una forma aperta completa.

VIII. L'uso del qi per trattare il malato non arreca danni al praticante

La maggior parte degli altri tipi di qigong richiede ai praticanti di far uso del qi del proprio *dantian* quando trattano gli altri. In questo caso il praticante deve allenarsi fino a quando il qi del *dantian* è sufficientemente forte prima di poter emettere il qi per trattare gli altri. Inoltre l'emissione del qi danneggia pericolosamente il qi del praticante stesso. La pratica delle forme "chiuse" dell'antichità era fortemente contraria a questo aspetto perché rappresentava una minaccia per il progresso del praticante. Questa non è però la situazione del Zhineng Qigong che invoca invece l'uso del qi esterno.

Il primo esercizio, il Metodo per sollevare il qi, è un modo molto efficace per sfruttare lo *hunyuan* qi primordiale. L'assorbimento del qi esterno migliora la salute del praticante e tiene lontane le malattie. Durante la terapia di guarigione il qi esterno viene somministrato ai malati nello stesso modo. Quindi la terapia di guarigione col qi esterno è considerata fra il nostro bagaglio di conoscenze elementari. Siccome facciamo uso del qi esterno e non del qi del *dantian* la guarigione non esaurisce il nostro qi. Inoltre la terapia di guarigione con il qi esterno è una forma di allenamento che migliora la nostra abilità di controllo sul qi esterno. Il livello di salute fisico e mentale e l'abilità di mobilizzare il qi esterno e interno sono i segnali del livello di pratica di una persona. L'abilità di mobilizzare efficacemente il qi esterno è segno che la mente può controllare il qi piuttosto bene. Quando somministriamo il qi a noi stessi o a un'altro abbiamo una sol persona nella nostra mente. Quando formiamo un campo di qi per guarire gruppi di decine o centinaia di persone abbiamo nella mente decine o centinaia di persone. Dobbiamo fare uso della nostra mente per mobilizzare insieme il qi dei partecipanti e della natura allo scopo di formare un campo di qi. Più ci adoperiamo in questo modo e più saremo capaci di mobilizzare il qi. L'esperienza di molti insegnanti di Zhineng Qigong ha dato prova che la somministrazione del qi universale ai malati ha permesso loro di recuperare la salute. Molti insegnanti sono stati in precedenza malati che hanno riacquistato la salute attraverso la pratica del Zhineng Qigong. E nello sforzo di diffondere gli insegnamenti hanno scoperto che la loro pratica era migliorata enormemente. La teoria della guarigione attraverso la somministrazione del qi è diversa da molte altre teorie ed è una particolare caratteristica del Zhineng Qigong.

IX. Le reazioni del Zhineng Qigong sono evidenti

Data l'estrema efficacia del Zhineng Qigong la salute dei praticanti di solito progredisce molto rapidamente. In questo processo il corpo si sbarazza di tutto ciò che non è di beneficio alle attività vitali. E ciò avviene sotto forma di materia fisica o caratteristiche mentali. I praticanti potrebbero fare esperienza di fastidio o perfino dolore nella zona del corpo corrispondente. Tutto questo è conosciuto con il nome di reazioni. A seguire un elenco di queste.

i. Reazioni dal processo di lotta contro le malattie
Dopo un periodo di pratica la reazione si manifesta quando una certa malattia o delle tossine, che non possono essere eliminate o neutralizzate direttamente nel corpo, richiedono di essere espulse velocemente attraverso le varie aperture/canali del corpo. Le tossine che vengono espulse attraverso le aperture inferiori portano a diarrea, feci con pus e sangue, urine torbide maleodoranti e con sangue, mestruazioni pesanti con perdite maleodoranti, etc. Quelle che vengono espulse attraverso le aperture superiori potrebbero portare tosse, grandi quantità di catarro, vomito, grandi quantità di muco nasale, epistassi, aumento di essudazione dagli occhi, etc. Quelle che vengono espulse da corpo e arti potrebbero provocare febbre, sudore, eruzioni e dolori cutanei, piedi maleodoranti, etc. Tutte queste sono reazioni della pratica. La reazione più comunemente notata è la diarrea.

Nel centro di pratica "Island Zhineng Qigong Centre" siamo stati testimoni di un malato con cancro allo stomaco che ha avuto una diarrea subito dopo la prima lezione. Ci sono stati studenti con malattie al fegato che hanno iniziato ad avere sangue in urina e feci pochi giorni dopo aver praticato. Ci sono stati malati di reni che hanno iniziato ad avere eruttazioni solo mettendo piede nella sala di pratica. Le reazioni sono avvenute in ogni foggia e forma.

Nel rinomato Centro Huaxia di riabilitazione un malato della città di Liaoyuan, affetto da cancro al colon, ha stabilito il primato con oltre 300 scariche di diarrea durante i 22 giorni di corso. Prima di iniziare il percorso questa persona non poteva mangiare più di 80g di cibo al giorno e aveva inoltre bisogno di aiuto quando saliva le scale. Le scariche di diarrea iniziarono il terzo giorno di corso. Il settimo giorno aveva già avuto 37 scariche di diarrea. Nelle feci c'erano pus, sangue e sostanze in decomposizione. In seguito, prima che il corso terminasse, poteva assumere cibo per una quantità di 680g e riusciva a salire fino al quinto piano senza aiuto. Quindi, le reazioni con cui ci si libera delle malattie possono essere molto serie. Un altro malato della città di Xi'an che soffriva di un'alta conta piastrinica, dopo essersi curato senza successo negli ospedali, iniziò a praticare il Zhineng Qigong. Per lui la reazione fu di tossire e vomitare sangue. A volte la quantità di sangue escreta, con diversi grumi violacei, poteva riempire una tazza. Dopo questa reazione la sua conta piastrinica tornò alla normalità.

I malati che invece reagiscono con la febbre hanno di solito una temperatura di 40°C o perfino 41°C. Anche se va detto che la febbre di una reazione di questo tipo è diversa dalla febbre di uno stato patologico e lascia il malato vigile e non assonnato.

Una domanda comune su questo aspetto è: «Cosa succede se non riusciamo a distinguere fra una reazione e un verso malanno?». Il Zhineng Qigong non dà importanza al trattamento delle malattie basato su sindromi e sintomi. Qualunque sia la situazione il paziente dovrebbe continuare con la sua pratica. Se tuttavia ha timori sul fatto di trovarsi davanti a una malattia o non ha ancora abbastanza fiducia nel qigong allora può far ricorso alla medicina per alleviare il suo problema. In ogni caso noi suggeriamo di non usare nulla che possa bloccare l'escrezione di tossine e/o sostanze indesiderate. Ad esempio in una reazione con diarrea suggeriamo di assumere copiose quantità di fluidi reidratanti per facilitare l'evacuazione piuttosto di prendere medicine per fermare la purga. Raccomandiamo di assumere medicine per eliminare il catarro, ma non per sedare la tosse. Un aspetto ancor più importante è che il malato deve stare calmo durante la reazione, cercando l'aiuto di un insegnante e naturalmente il consulto di un medico se necessario.

ii. Reazioni dolorose sulle lesioni o sulle parti del corpo affette.

Ciò accade quando il malato, attraverso la pratica progredisce, e la zona patologica nel suo corpo migliora senza però guarire completamente. La parte diventa più sensibile alla condizione patologica e quindi si fa esperienza di sensazioni più dolorose. Questo accade di solito ai pazienti con gravi disturbi cronici. A causa di questa condizione in cui la malattia si è protratta a lungo il corpo si adatta a questo stato compromesso. Con la pratica il qi si accumula e inizia ad agire sulle parti affette; tuttavia la funzione e la sensibilità dei nervi di queste parti ha un lento recupero. Questo è il motivo per cui il dolore può acuirsi facendo pensare al malato a un peggioramento della sua malattia.

Questo è ciò che si riscontra di solito in coloro che presentano protuberanze sulle vertebre. La pratica migliora la circolazione del qi nelle zone affette e per prima cosa riaccende le capacità delle terminazioni nervose di provare dolore. Se ad esempio il paziente ha una protuberanza sulle vertebre cervicali inizierà a sentire dolore quando muove il braccio; tuttavia dopo uno o due anni, con l'escrescenza ancora presente, il malato potrebbe non essere più in grado di muovere liberamente il braccio, anche se a quel tempo il dolore sarà però scomparso. In realtà ciò è dovuto al fatto che il corpo del paziente si è già adattato alla nuova condizione. Con questo accomodamento la funzione già compromessa di nervi e muscoli degenera. Quindi il ritorno del dolore dopo un periodo di pratica è un segno di recupero, un segno che le funzioni di muscoli e nervi stanno ritornando alla normalità.

I praticanti dovrebbero prendere questi segni come favorevoli e continuare con la pratica. A volte i praticanti posso provare un certo dolore in una parte del corpo di cui non si sapeva esserci alcun disturbo. Questo può essere dovuto al fatto che la vecchia lesione che si pensava fosse guarita, non si era invece ancora completamente rimessa. Oppure può essere che in quella zona del corpo un problema sia latente o che non sia ancora stato scoperto. Entrambe i casi provocano delle reazioni a seguito della pratica.

iii. Reazioni dall'allenamento progressivo

Dopo un periodo di allenamento anche una persona in salute può sperimentare delle reazioni. Ciò accade quando la salute di una persona si innalza a un livello più alto e alcune impurità del corpo vengono escrete. Una semplice analogia di questo processo può essere la filtrazione dell'acqua impura in acqua potabile. Mentre l'acqua passa attraverso gli strati del filtro le impurità vengono rimosse. A volte la reazione può essere altrettanto grave o addirittura più forte di quella che sperimenta un malato. Ovviamente le reazioni causate dal progresso dell'allenamento non si trovano solo nel Zhineng Qigong, tuttavia la modalità con cui si presentano è diverso dalla maggior parte delle altre forme di qigong. Nella forma daoista si sperimentano forti reazioni dopo la formazione del *dadan* (il grande centro alchemico, uno stadio in cui il qi del *dantian* inferiore si fonde col qi del *dantian* mediano[3]). L'intensità della reazione è intensa e può durare dai 7 ai 15 giorni. I praticanti potrebbero sperimentare sanguinamenti dalle sette aperture (occhi, orecchie, narici e bocca), o addirittura avere febbre alta e rimanere in coma per sette giorni provando dolori acuti ad articolazioni e legamenti. Questo è noto con il nome di "processo di rinascita" (*tuo tai huan gu* – cambiare il qi innato e la struttura

---

3   Pochi hanno raggiunto tale stato.

scheletrica), come se fosse una completa ristrutturazione del corpo. Tradizionalmente si dice che perfino una persona dalla salute di ferro non riuscirebbe a scampare questo processo. Tuttavia dal momento che solo pochissimi praticanti hanno raggiunto il livello di formazione del grande centro alchemico, dello stesso numero sono stati coloro che hanno fatto esperienza di questo tipo di reazione.

Il Zhineng Qigong è una forma aperta di qigong. Il requisito di aprire il corpo fisico, il qi e la mente durante la pratica permette ai praticanti di provare delle reazioni rapidamente e in modo graduale. Eliminare le tossine e le impurità rapidamente e in modo graduale conduce da ultimo a una completa ristrutturazione di tutto il corpo.

I praticanti che sperimentano qualsivoglia tipo di reazione dovrebbero rimanere calmi. Dovrebbero riconoscere questa situazione come temporanea e dovrebbero rimanere consapevolmente positivi. Dovrebbero inoltre essere felici e ricordarsi costantemente di essere sul sentiero della guarigione o di ulteriori progressi. Farsi prendere dal panico creerebbe l'opposto. Questo aggraverebbe la condizione o ritarderebbe il progresso. In alcuni casi questo atteggiamento potrebbe perfino condurre ad una nociva evoluzione. Capire che le reazioni sono una caratteristica del Zhineng Qigong e rimanere positivi quando si affronta questa sfida è un punto importante.

I praticanti che si sentono deboli possono sempre prendere dei tonici per rafforzare il corpo. Lo stesso possono fare i praticanti che si sentono stanchi o letargici a seguito di un periodo di allenamento, in particolar modo dopo aver iniziato il Metodo per l'integrazione di corpo e mente. Questo accade perché si inizia a ristabilire i vecchi passaggi del qi mentre nuovi passaggi vengono creati. Tutto ciò richiede più qi. Per far fronte a questi nuovi bisogni è di importanza vitale mangiare cibo nutriente, riposarsi adeguatamente e perseverare nella pratica. Questo fenomeno temporaneo è segno di progresso e può ripresentarsi alcune vole. Il Zhineng Qigong sottolinea l'importanza di integrare il duro lavoro con adeguato nutrimento e riposo. Agli inizi della pratica è normale sentirsi stanchi, ma con il riposo, un nutrimento adeguato e la perseveranza nella pratica alla fine ci si sentirà rilassati ed energici.

X. Le differenze fra il Zhineng Qigong e gli altri qigong

Queste differenze sono state presentate nell'esposizione delle nove caratteristiche.

i. Il Zhineng Qigong procede dall' "unificazione di natura e uomo" (*tian ren he yi*)

Come già detto in precedenza la maggioranza delle forme di qigong tradizionali appartengono al tipo "chiuso". Il praticante sigilla il corpo, con qi e mente dentro il corpo, e pratica fino al raggiungimento di un certo livello prima di aprirsi allo scambio con l'universo naturale. Nella forma daoista alchemica (il Metodo *dandao*), si passa dalla micro-orbita (*xiao zhou tian*) alla macro-orbita (*da zhou tian*), si forma quindi il bambino di qi (l'accumulazione del qi nella foggia di un bambino) e si procede quindi agli scambi con la natura. Nella pratica daoista ortodossa, la Piccola orbita si riferisce di solito alla conduzione del qi lungo i vasi governatore e concezione. Nella Grande orbita di solito vengono anche coinvolti i canali di qi dei quattro arti. Infine si passa alla pratica di fusione con l'universo: l'unificazione del qi personale con il qi della natura. Nel Zhineng Qigong abbiamo invece un altro approccio e da subito uniamo il nostro qi con il qi della natura per formare un'entità olistica: questa è una forma "aperta".

Con "aperta" ci riferiamo qui all'apertura del meccanismo del qi (i modi con cui il qi si muove), ai punti di agopuntura e alla mente. L'apertura del meccanismo del qi si riferisce alla fusione del nostro qi con il qi esterno; ovvero il rilascio del qi interno (il qi corporeo) e l'assorbimento del qi esterno (qi della natura). Questo scambio di qi fra uomo e natura ripulisce la nostra mente e il nostro qi. Lo scambio di qi ha luogo attraverso i punti di agopuntura, gli interstizi (le fenditure) e i pori della pelle; e quindi l'apertura del meccanismo del qi naturalmente reca con se l'apertura dei punti di agopuntura. I primi ad aprirsi sono i grandi punti di agopuntura come *tianmen, tianmu (yintang), baihui, shenque* (ombelico) *mingmen, laogong, yongquan*, etc. Oltre a questi punti di agopuntura vengono aperte anche le piccole aperture come occhi, orecchie e naso.

Coloro che praticano il Zhineng Qigong seriamente condividono una comune esperienza: ogni qualvolta c'è un progresso nella pratica provano dolore e malessere nel corpo. Questo è il segno dell'apertura di punti di agopuntura e canali. I blocchi creano dolore, ma una volta che il blocco è rimosso il dolore sparisce. Ciò nonostante quando vengono ripulite delle nuove zone ricomparirà il dolore. Ripuliamo i punti di agopuntura e i pori passo dopo passo, livello dopo livello fino a fondere il nostro meccanismo del qi con quello dell'universo naturale.

Il Metodo di sollevare il qi rilascia il qi interno e assorbe il qi esterno. A questo livello lo scambio di qi avviene principalmente a livello del tessuto membranoso sottocutaneo. Successivamente si lavora in profondità sul qi nel corpo, livello dopo livello. Attraverso la pratica del Metodo per l'integrazione di corpo e mente e del Metodo per riunire i cinque, il qi esterno va in profondità nel sistema dei meridiani e negli organi interni. Dopo questo stadio, le pratiche del canale centrale, della linea centrale e dell'unione con l'universo permettono al qi esterno di andare ancor più in profondità nel nostro sistema fino a raggiungere lo stadio di fusione con l'universo. Questa è una delle principali differenze fra il Zhineng Qigong e gli altri qigong.

Anche se nel Zhineng Qigong viene menzionato il sistema dei meridiani, la pratica non lo mette in risalto. Le forme di qigong più vecchie quali il Metodo orbitale (*zhoutian*) e il Metodo dei meridiani (*jingmai*) si concentrano sulla conduzione del qi corporeo lungo canali e vasi per rafforzarne il flusso seguendo i percorsi delle orbite maggiori e minori. Il Zhineng Qigong si concentra sui collaterali che intercettano canali e vasi. Questo migliora il flusso di qi rendendo possibile l'interazione del qi corporeo: un po' come irrigare una risaia. Le forme vecchie lavorano sui canali e sulle vie d'acqua che hanno una limitata riserva interna (qi corporeo), mentre il Zhineng Qigong inonda l'intero campo con l'illimitata riserva esterna (qi esterno). Così facendo il lavoro su canali e vasi diventa superfluo. Quando capiremo la differenza fra i due diversi modi di "irrigazione" capiremo il motivo per cui non dovremmo mischiare due pratiche diverse.

ii. L'importanza degli esercizi dinamici
La maggioranza degli insegnamenti tradizionali di confucianesimo, buddhismo e daoismo si concentra sulla pratica di forme statiche (conosciute anche col nome di metodi meditativi, di quiete o passivi) e molti hanno erroneamente creduto che le forme statiche siano decisamente superiori alle forme dinamiche. In realtà sia le forme statiche che quelle dinamiche hanno livelli base e livelli avanzati. Nel Zhineng Qigong ci concentriamo sulla pratica dinamica per i seguenti motivi:

(i) Se si è in grado di rimanere assolutamente in quiete durante la pratica statica allora avvengono dei cambiamenti alle funzioni vitali. Raggiungere questo stato non è tuttavia semplice. Un singolo respiro e perfino un singolo battito del cuore stimolano ed eccitano il cervello. La forma daoista afferma che solo al raggiungimento dello stadio in cui la "mente si ferma" (assenza di pensieri), il "respiro si ferma" (assenza di respirazione) e la "pulsazione si ferma" (assenza di battiti del cuore) allora si accede a un livello elevato. In tale stadio il cervello non è influenzato da alcuna attività interna o esterna al corpo. Il corpo entra in un'assoluta quiete e le attività vitali avvengono in una modalità estremamente stabile e ordinata.

La forma buddhista richiede di essere "liberi dai cinque *skhanda*" (conosciuti anche come i cinque fattori). I cinque *skhanda* sono: l'influenza materialistica, l'influenza dei sensi e delle emozioni, l'influenza dell'attività mentale, l'influenza di desiderio e intenzione e l'influenza della conoscenza. Tuttavia anche nei livelli superiori dei quattro *dhyana* e degli otto *samadhi* (stadi meditativi di alto livello nel buddhismo) non è ancora possibile riuscire ad astenersi completamente da queste influenze.

Ciò che si deve notare è che per rimanere calmi e in quiete il flusso di qi non deve essere ostacolato. Qualsiasi tensione o disagio generato durante la meditazione stimolerebbe il cervello influenzando la pratica. Se incrociamo le nostre gambe o assumiamo la posizione del loto prima che il nostro qi e il nostro sangue possano scorrere liberamente proveremo tensione, indolenzimento e dolore. Questo stimola il cervello non permettendo di rimanere in quiete e influenzando negativamente la pratica. Nel buddhismo c'è un detto: «il sorgere dei pensieri reca con sé ogni cosa, il vuoto dei pensieri diminuisce ogni cosa». Questo significa che il corpo è il mezzo dei pensieri e nel momento in cui un pensiero sorge avvengono dei cambiamenti nel corpo. In ogni caso di solito non è il pensiero a venire prima, bensì il blocco nel corpo che impedisce il flusso di qi eccitando il cervello e creando pensieri.

Una frase all'interno del famoso *Testo sulla meditazione* (Jing zuo wu ji jiang yi) riassume egregiamente la pratica della meditazione statica: «Per raggiungere l'illuminazione attraverso la meditazione, la preoccupazione maggiore deve essere il libero fluire». Ovvero, per raggiungere l'illuminazione si deve praticare fino al punto in cui il qi fluisce liberamente dentro e fuori dal corpo abbattendo limiti e percezioni all'esterno e all'interno. Inoltre nel ben noto trattato daoista *Huai nan zi* si afferma: «Se la distribuzione di qi nel corpo è in equilibrio, allora il corpo è puro e chiaro. Questo produce una mente chiara». Sulla scorta di queste conclusioni il Zhineng Qigong pone attenzione alla pratica dinamica per rafforzare il libero fluire di qi nel sistema dei meridiani.

(ii) Per innalzare il nostro livello di salute dobbiamo aumentare la quantità di qi e migliorarne il flusso nel corpo. Ciò significa che gli esistenti passaggi del qi devono essere migliorati e nuovi passaggi devono essere creati. La forma dinamica assolve entrambe i compiti.

(iii) Per raggiungere un livello elevato è necessario rimanere calmi in ogni circostanza non solo quando si è in condizioni di quiete. Meditare in ambienti quieti assolve solo un aspetto, mentre l'abilità di rimanere calmi e consapevoli mentre si affronta il mondo esterno è un altro aspetto. Quando rimaniamo calmi e consapevoli l'attività cerebrale diventa ordinata e le funzioni vitali avvengono a un livello elevato. Le forme daoiste richiedono di rimanere calmi nelle attività quotidiane. La pratica buddhista richiede di rimanere in *samadhi* (uno stato meditativo, di consapevolezza) in ogni attività.

Una volta raggiunto lo stadio meditativo, a coloro che praticano la forma statica viene richiesto di estendere lo stato meditativo di quiete dalla pratica formale alle attività sociali. Come forma aperta il Zhineng Qigong richiede ai praticanti di "aprire" il corpo fisico, il qi e la mente sin dall'inizio. Coltivando il qi in quiete e coltivando una mente salutare e armoniosa nella società si favorisce il perfezionamento della pratica. Quindi con l'attenzione posta sulle pratiche dinamiche il prof. Pang ha tenuto anche in considerazione sia la semplicità con cui i principianti possono imparare, sia il metodo migliore per raggiungere un alto livello di pratica.

iii. L'importanza di usare l'iniziativa personale (o l'uso cosciente della mente)

Tutte le forme di qigong richiedono una concentrazione introvertita. Il Zhineng Qigong è diverso dalle altre forme perché piuttosto che sostenere un assoluto vuoto o quiete preferisce usare l'iniziativa personale o l'uso cosciente della mente. È questo in contraddizione con gli insegnamenti tradizionali? La risposta è: «no». Se guardiamo attentamente i testi antichi vediamo che la pratica tradizionale non ci chiede di svuotare la mente completamente. Nella pratica ortodossa daoista agli inizi esiste una particolare respirazione, inoltre quando i praticanti possono assorbire il qi per formare il "bambino di qi" devono poi inviarlo all'esterno e riprenderlo. Tutte queste attività richiedono un'iniziativa cosciente. Nella pratica buddhista dei quattro *dhyana* e negli otto *samadhi,* i praticanti devono lasciar andare coscientemente l'esperienza raggiunta precedentemente per passare dal livello iniziale al quarto livello (senza l'abbandono cosciente dell'esperienza non è possibile entrare nel livello successivo). La pratica daoista richiede ai praticanti di rimanere nel proprio Sé al fine di abbandonare tutti i pensieri indesiderati e osservare solamente l'interno. La pratica buddhista richiede ai praticanti di osservare all'interno di Sé stessi e del mondo esterno usando gli insegnamenti buddhisti come regole generali. Deve quindi essere chiaro che sia il qigong daoista che quello buddhista non richiedono di abbandonare le attività mentali completamente. I loro requisiti riguardo le attività mentali semplicemente sono cosa diversa da ciò che di solito accade alla gente che continuamente divaga con la mente.

E perfino ai livelli elevati i requisiti rimangono gli stessi. Nella pratica daoista ad esempio accade il cosiddetto fenomeno dei "bagliori nella casa vuota" (*xu shi sheng bai*) indicando così che la saggezza si sviluppa a patto che la mente smetta di vagabondare (la mente è in una modalità non-meditativa, non-centrata). Persino in questo livello abbiamo ancora bisogno di una mente che percepisca e faccia esperienza.

Nella pratica buddhista si richiede ai praticanti di accedere alla "chiara vacuità", ovvero di rimanere attenti nella quiete, ma senza ritrovarsi nel nulla. In realtà, quando siamo "in quiete" e smettiamo di "vagabondare" lo facciamo usando la nostra iniziativa, la quale è un modo di utilizzare coscientemente la mente.

Come detto precedentemente è difficile rimanere in un'assoluta quiete anche per un breve periodo. In realtà l'idea delle forme di qigong "chiuse" di "rimanere coscientemente senza pensieri" è di per sé un'iniziativa. Sulla scorta di questa osservazione il Zhineng Qigong invita a rimanere consapevoli e concentrati sull'esecuzione dell'esercizio piuttosto di attendere passivamente l'accesso della mente allo stato di vuoto. Nel livello dello *hunyuan* esterno ad esempio usiamo la mente in modo cosciente per innescare l'apertura/chiusura di accordo con i movimenti (spingere/tirare) e favorire così l'apertura/chiusura del nostro qi e lo scambio di qi con la natura. Nel Metodo per l'integrazione di corpo e mente, una pratica dello *hunyuan* interno, rimaniamo concentrati e consapevoli dell'esecuzione dell'esercizio. Ogni serie degli esercizi di Zhineng Qigong ha lo stesso requisito: rimanere concentrati e consapevoli. Queste sono le fondamenta della pratica di qigong.

Lo scopo di tutte le pratiche di qigong è di migliorare le capacità fisiche e mentali. Per far questo si deve essere in grado di mobilizzare il qi corporeo e il qi esterno al fine di raggiungere capacità più elevate di quelle normali. Nel qigong, l'uso cosciente della mente viene richiesto ad ogni livello, ovvero nelle attività di combattere le malattie, guarire gli altri, usare le capacità supernormali, etc. L'abilità di rimanere concentrati e consapevoli accresce la potenza della mente nella possibilità di creare dei cambiamenti.

Rimanere concentrati su di una singola attività mentale favorisce il passaggio dell'attività di una certa zona del cervello in una modalità ordinata. E questo migliora ulteriormente il movimento congiunto all'interno del cervello intero. Questo movimento cooperativo produce un'attività cerebrale altamente ordinata e, dal momento che questa è connessa al qi corporeo, ciò creerà dei grandi cambiamenti nelle funzioni vitali. Le ricerche sul qigong durante gli anni '80 hanno rivelato le straordinarie capacità degli esseri umani. Sono stati condotti e documentati esperimenti di qigong come il rallentamento della vita media del 241Am[4] attraverso l'invio di qi a un laboratorio scientifico di Pechino da un luogo situato a mille kilometri di distanza; oppure l'esperimento del trasporto di pillole in una bottiglia sigillata. Il segreto è l'uso cosciente della mente: l'effetto prodotto dal rimanere concentrati.

In secondo luogo "essere completamente privi di pensieri" e "rimanere concentrati" hanno come punto comune il potere di scaturire allo stesso modo un'attività cerebrale ordinata di alto livello; tuttavia "rimanere concentrati" è qualcosa di più tangibile ed è molto più facile da afferrare e praticare. Nell'antichità i maestri dicevano: "sostituisci mille pensieri con un pensiero", ovvero rimani concentrato e consapevole.

Nel Zhineng Qigong "rimanere concentrati" significa restare su un punto (un pensiero) e restare concentrato sulle attività vitali (la mente si concentra sul corpo). I nostri requisiti riguardo l'attività mentale sono di seguire l'ordine naturale della nostra coscienza al fine di: "rimanere immobile nel silenzio, percepire e comprendere istantaneamente (*ji ran bu dong, gan'er sui tong*) e di "essere quieto e osservare, osservare ed esser quieto" (*ji er zhao, zhao er ji*).

La prima frase significa che quando osserviamo qualcosa dovremmo rimanere calmi e privi di ogni pensiero o idea preconcetta. Qualsiasi cosa osserviamo dovremmo reagire direttamente dal cuore. La seconda frase ci insegna l'uso della saggezza per differenziare ciò con cui entriamo in contatto. Non dovremmo attaccarci ad alcuna delle cose che accadono. Una volta fatto ciò di cui c'è bisogno dovremmo semplicemente distaccarcene. Non dovremmo permettere che alcun accadimento ci guidi e nemmeno dovremmo perdere la nostra stabilità mentale. I movimenti del corpo dovrebbero seguire gli ordini della mente senza il frapporsi di pensieri. Semplicemente seguendo queste regole la pratica può

---

4 Uno degli isotopi più comuni dell'Americio (elemento metallico radioattivo sintetico della famiglia degli attinidi ottenuto bombardando il plutonio con i neutroni).

raggiungere livelli elevati.

Oltre a questo, nella Scienza del qigong, usiamo coscientemente la mente per sviluppare le capacità straordinarie con l'intento di studiare la natura umana e la sua relazione con la natura. Il Zhineng Qigong mette quindi in rilievo l'uso cosciente della mente in ogni aspetto dell'allenamento di un praticante.

iv. L'importanza di praticare in gruppo

Nell'antichità quando ebbe inizio il qigong la società era composta di piccole e sparpagliate unità famigliari di tipo rurale. Il qigong era quindi praticato in solitudine, mentre l'insegnamento veniva dato singolarmente da persona a persona. Un detto sosteneva che l'insegnamento non doveva raggiungere più di sei orecchie. Ai discepoli dello stesso maestro era proibito di ascoltare gli insegnamenti che non erano diretti a loro stessi. Persino la terapia per la guarigione era fatta su misura per i singoli casi. La situazione economica non dava alla gente molte opportunità di socializzare.

Il Zhineng Qigong basandosi sulla Teoria olistica *hunyuan* e seguendo la situazione della società moderna preferisce l'insegnamento e la guarigione di gruppo. Le lezioni vengono condotte all'interno di un campo di qi appositamente creato. Dal momento che ogni cosa è una forma di qi e in un futuro più o meno remoto si disintegrerà di nuovo in qi, sia chi ha diversi tipi di malattia sia i praticanti in salute, da una pratica comune in un campo di qi condotto da un insegnante troveranno beneficio secondo i singoli bisogni individuali. L'insegnante guida i partecipanti nella formazione di un campo di qi usando il qi dell'universo e il qi di tutti i partecipanti. Seguendo le informazioni positive dell'insegnante, il qi di ogni praticante risuona con quello di tutti gli altri e con l'unificazione delle menti le malattie vengono respinte, la salute migliora e vengono sviluppate le capacità extra-ordinarie. Un campo di qi ordinato formato da un grande gruppo può produrre inimmaginabili effetti sull'insegnamento e nella guarigione. La pratica e l'insegnamento individuali non possono essere lontanamente paragonati.

I resoconti hanno evidenziato che molte persone che non avevano mai appreso nulla riguardo al qigong imparavano in pochi giorni a somministrare il qi per guarire gli altri. In Cina al Centro huaxia di riabilitazione, molti malati con fratture ossee, sordi o con tumori nei loro corpi guarivano istantaneamente. E anche chi conduceva terapia di guarigione a distanza riportava della guarigione immediata dei parenti a casa.

Avendo come fattore determinante il livello di pratica dell'insegnante, maggiore sarà il numero dei partecipanti e maggiore sarà la potenza del campo di qi. Da un punto di vista macroscopico il campo di qi non produce cambiamenti solo in coloro presenti in quel momento di pratica o durante la lezione. L'insegnante è piuttosto come un magnete che polarizza i presenti alla lezione trasformandoli a loro volta in magneti (insegnanti). Le schiere successive di insegnanti diffondono l'insegnamento "magnetizzando" ancor più insegnanti. Quando si promuove il Zhineng Qigong in un certo luogo, se c'è un grande numero di partecipanti, l'intera zona diventerà un campo di qi del Zhineng Qigong. Maggiori sono la partecipazione e la durata della pratica e più forte diventerà il campo di qi. Con insegnanti presenti in tutto il paese o nel mondo intero, questo "magnetismo" produrrà un effetto sinergico. Quindi, a prescindere dal luogo in cui ci si trova o dal momento, concentrandosi solamente sul campo di qi del Zhineng Qigong ci si connette al campo di qi più grande. Il campo di qi è il lavoro collettivo di ognuno e produce benefici per ognuno. La pratica e la guarigione in gruppo è uno dei principali motivi della grande efficacia del Zhineng Qigong.

v. Emettere il qi esterno per guarire gli altri senza danneggiare sé stessi

Di questo si è già accennato. E' uno degli aspetti del Zhineng Qigong che si discosta notevolmente dalle altre forme di qigong. E' ridicolo e al contempo spiacevole il fatto che molti maestri di qigong condannino il Zhineng Qigong affermando che emettere il qi per guarire gli altri sia dannoso a sé stessi. Senza entrare nei particolari queste persone paragonano il Zhineng Qigong alle loro forme "chiuse" di allenamento che per guarire gli altri fanno uso del qi del *dantian*. Mentre è corretto affermare che l'emissione di qi del *dantian* per guarire gli altri è dannosa per sé stessi, l'emissione di qi esterno come avviene nel Zhineng Qigong aiuta in realtà il progresso del praticante.

XI. Gli effetti del Zhineng Qigong

Prima della chiusura nel 2000 del Centro Huaxia di Zhineng Qigong, sono stati compilati da parte dei praticanti migliaia di studi sull'effetto del Zhineng Qigong. Molti di questi studi sono stati condotti in collaborazione con istituti di ricerca e università. Le relazioni di ricerca furono suddivise in sei categorie. Quelle maggiormente degne di nota, nell'ottobre del 1998, furono redatte e pubblicate in sei libri dal titolo: "Collana dei successi del Zhineng Qigong – Tesi selezionate di casi scientifici sul Zhineng Qigong"[5].

La sezione medica – Relazioni cliniche sull'efficacia su più di 200 tipi di malattie.

La sezione agricola – Esiti positivi nel miglioramento di raccolta e produzione di colture varie (dal riso al cotone) con l'aiuto dei qi esterno.

La sezione industriale – Esiti positivi nel miglioramento della durezza dei materiali di costruzione (dal cemento all'acciaio) senza costi addizionali.

La sezione educativa – Nelle scuole dove veniva praticato il Zhineng Qigong come forma di esercizio per studenti e insegnanti si testimoniavano marcati miglioramenti nei rendimenti accademici.

La sezione di assistenza ai disagiati – Una famiglia con un adulto malato intacca la produttività della famiglia stessa. Con la pratica del Zhineng Qigong i malati ritrovano la salute e l'introito delle famiglie si risolleva.

La sezione per la costruzione della società – La pratica del qigong migliora la salute fisica e il quoziente emozionale migliorando così le relazioni all'interno della società.

Quelli che seguono sono gli effetti della pratica di qigong spiegati attraverso la ricerca fatta in molti luoghi in tutto il mondo.

i. Rafforzare la salute del corpo

Come abbiamo detto, la pratica del qigong rimette in equilibrio gli aspetti negativo-positivo nel corpo, armonizza qi e sangue, ripulisce il sistema dei meridiani, accumula il qi interno e rafforza la vita. I vecchi e i deboli diventano forti, mentre i malati guariscono. Tutto ciò è stato provato da milioni di praticanti e perfino dalla scienza medica.

(i) L'effetto sul sistema nervoso. La pratica di qigong può riparare e regolare il sistema nervoso. Durante la pratica l'elettroencefalogramma mostra un aumento delle onde α che si irradiano dal lobo occipitale situato posteriormente verso la parte anteriore con concentrazione sul lobo frontale. E ciò è diverso da quando le onde α si concentrano nel lobo occipitale perché siamo a riposo con gli occhi chiusi. L'emisfero sinistro e destro si sincronizzano e questo è segno che le funzioni del cervello sono diventate più ordinate. Questo regola il sistema nervoso involontario e migliora la funzione di percezione per reagire intuitivamente e pensare in modo sistematico.

---

5   Tutte le pubblicazioni sono in in lingua cinese.

Nei primi anni del 2000, Richard Davidson dell'Università del Wisconsin nella città di Madison ha usato le tecniche del "brain imaging"[6] per mostrare che la meditazione sposta l'attività del cervello nella corteccia prefrontale (proprio dietro la fronte) dall'emisfero destro all'emisfero sinistro. La sua ricerca lascia intendere che attraverso una meditazione regolare il cervello si volge da una modalità di stress ad una di accettazione, un cambiamento che aumenta l'appagamento. Le persone che hanno un'indole negativa hanno un'attività cerebrale nella parte prefrontale destra, mentre le persone con attività cerebrale nella parte prefrontale sinistra hanno più entusiasmo, più interessi, sono più rilassate e tendono a essere più felici.[7]

(ii) L'effetto sulla circolazione del sangue
La pratica del qigong migliora la circolazione sanguigna del cuore, dei vasi e dei capillari abbassando il livello di estradiolo nel sangue: segno di un effetto anti-età.

(iii) L'effetto sul sistema respiratorio
Durante la pratica il consumo di ossigeno e l'espulsione di anidride carbonica diminuiscono entrambi. Questo riduce i cicli respiratori al minuto e migliora significativamente la funzione polmonare. Nel 1967 il Dr. Herbert Benson, professore alla Scuola medica di Harvard condusse uno studio su 36 praticanti di meditazione trascendentale scoprendo che quando erano in meditazione queste persone consumavano il 17% in meno di ossigeno e i loro cuori rallentavano il battito. E con un minor uso di ossigeno c'era anche una minor produzione di anidride carbonica. Il qigong è ecologico!

(iv) L'effetto sul sistema digestivo
La produzione di saliva e dei succhi gastrici aumenta. La motilità intestinale aumenta. La funzione digestiva ne risulta migliorata.

(v) L'effetto sul sistema endocrino
La ghiandola pituitaria e tutto il tessuto ghiandolare endocrino vengono regolati. Ad esempio i livelli metabolici di adrenalina e noradrenalina si abbassano, i livelli dell'ormone della crescita si riducono e si abbassa anche il livello di colesterolo della lipoproteina a bassa densità LDL, etc. Ci sono molti resoconti clinici di malati di diabete, ipertiroidismo,

---

6   Un insieme di tecniche di visualizzazione nate e sviluppate per studiare la struttura e la funzione delle aree cerebrali. NdT

7   Richard J. Davidson, *Well being and affective style: neural substrates and biobehavioural correlates*, 11 August 2004.

amenorrea e altri disturbi endocrini guariti con la pratica del qigong.

Tutti questi resoconti clinici e questi esperimenti mostrano l'effetto positivo del qigong.
Col Zhineng Qigong non solo si guarisce dalle malattie e si riacquista salute, ma c'è una provata efficacia nel modellamento del corpo. Siamo stati testimoni di un praticante che ha perso sei kg in un mese, e un altro che ha preso tre kg in un mese, ed entrambi hanno regolato il loro peso corporeo senza l'uso di diete particolari. In molti hanno fatto esperienza della scomparsa di macchie cutanee o della ricrescita dei capelli.

ii. La longevità
Questo è in realtà un fatto ben noto. Ci sono molti insegnanti di Zhineng Qigong che sono oltre i 60-70 anni. Molti di loro prima di cominciare il Zhineng Qigong erano deboli e malati. Con la pratica hanno riacquistato salute ed energia e sono diventati insegnanti di Zhineng Qigong diffondendo gli insegnamenti in tutta la Cina e perfino all'estero. Ci sono molti studi fatti in Occidente che sono stati resi disponibili attraverso internet che dimostrano che la pratica di qigong rallenta il processo di invecchiamento e aumenta l'aspettativa di vita.[8]

La scienza medica moderna ha rivelato che l'aspettativa di vita normale di un essere umano dovrebbe essere intorno ai 70-80 anni; purtroppo gli esseri umani ignorano la legge di natura e distruggono la propria vita. La pratica di qigong mira a riportarci indietro sulla "retta via" migliorando la nostra forza vitale e promuovendo la longevità.

iii. Prevenire e curare le malattie
Questo è l'aspetto più eccezionale del Zhineng Qigong perché non solo si è in presenza di alti livelli di guarigione per le malattie più comuni, ma ci sono risultati notevoli perfino per molte malattie complesse o terminali. Milioni di persone hanno praticato il Zhineng Qigong e i tipi di disturbi trattati sono stati numerosi. Sin dalla sua nascita, nel 1981, il Zhineng Qigong ha mostrato grande forza nel trattamento delle malattie, e molti casi difficili e complicati hanno ottenuto "magici" risultati. L'analisi dei resoconti dei 47864 casi di studio di pazienti registrati nel Centro di recupero Huaxia di Zhineng Qigong dal marzo del 1992 al dicembre del 1996 parlano da soli dell'efficacia del Zhineng Qigong.

Perché la pratica di qigong può sconfiggere così tante malattie? La

---

8   Cfr. *PubMed*, at *www.ncbi.nlm.nih.gov/pubmed/*, *un servizio della Biblioteca nazionale di medicina degli Stati Uniti che raccoglie molte riviste sulle scienze naturali.*

medicina cinese constata che quando non c'è abbastanza qi o quando il flusso di qi non è regolare, le funzioni vitali ne risultano squilibrate e le malattie fanno la loro comparsa. La pratica del qigong garantisce al corpo una sufficiente disponibilità di qi, promuovendo inoltre il corretto flusso di qi e sangue.

I meccanismi della pratica di qigong sono abbastanza simili all'agopuntura e al massaggio medico. La differenza è che in agopuntura usiamo gli aghi o la moxa (nel massaggio usiamo la pressione per stimolare gli agopunti e i meridiani) per mobilizzare il movimento del qi dentro il corpo per combattere le malattie. Nella pratica di qigong lo stesso risultato è raggiunto attraverso un'auto-pratica. Alcuni mettono in dubbio il modo con cui il qigong può eliminare gli agenti patogeni nel corpo. Sia per il qigong che per la medicina cinese la questione principale è il qi. Se nel corpo c'è qi a sufficienza e questo può scorrere liberamente, tutti gli agenti patogeni vengono distrutti, compresi batteri e virus. Ci sono molte prove ed esperimenti su questo argomento.

Un gruppo di scienziati koreani ha condotto uno studio per sondare gli effetti, sia *in vitro* che *in vivo*, che il metodo di guarigione koreano *Chun soo* ha sulla generazione di neutrofili[9] di superossido. La generazione di superossido *in vitro*, in confronto al processo di controllo, è aumentata significativamente dopo una terapia col qi esterno della durata rispettivamente di 60 secondi e di 150 secondi. I neutrofili di superossido sono aumentati significativamente subito dopo cinque minuti di terapia *in vivo*. I neutrofili di superossido sono un'arma letale contro gli agenti patogeni e giocano anche un ruolo importante nella riparazione dei tessuti. Questi risultati mostrano che la terapia del qi sia *in vivo* che *in vitro* ha un importante effetto stimolante sulla generazione di neutrofili di superossido. Questo studio mostra un diretto sostegno scientifico sul fatto che il qi può influire positivamente sul sistema immunitario innato umano.[10]

Ci sono molti resoconti scientifici che confermano il fatto che il qigong può influire sul sistema immunitario e sui livelli di endorfine. Nel suo articolo dal titolo *La risposta immunitaria ed endocrina durante la meditazione di qigong*[11], il Dott. H. Higuchi rende noti i test condotti su due gruppi di

---

9   I neutrofili sono un tipo di cellula del sistema immunitario presente in sangue e tessuti capace di fagocitare le cellule estranee.

10 Cfr. *The American Journal of Chinese Medicine* (AJCM), Vol: 31 Issue: 4 (2003) Page: 623 – 628

11 Cfr. H. Higuchi, *Endocrine and Immune Response During Qigong meditation*,

persone. Tutti i partecipanti al gruppo di qigong avevano praticato qigong per almeno un anno, mentre quelli nell'altro gruppo (il gruppo di controllo) non avevano praticato. Ogni partecipante di entrambe i gruppi veniva sottoposto a controlli circa i livelli di endorfine prima, durante e dopo la meditazione.

Dopo aver meditato per un'ora la maggior parte delle persone nel gruppo di qigong mostrava un incremento nei livelli di endorfine. Di contro, fra le persone del gruppo di controllo non si manifestò nessun aumento significativo, ed anzi alcuni mostrarono una diminuzione del livello di endorfine del 35%. Dal momento che un più alto livello di endorfine è associato a un aumentato potere del sistema immunitario si crede che per alcuni pazienti il qigong possa essere un buon metodo di guarigione. Per lungo tempo i meccanismi di controllo del dolore con l'agopuntura sono stati un mistero per gli scienziati, ma ora il fatto che anche le beta-endorfine siano molto efficaci nel controllo del dolore spiega ogni cosa.

L'effetto curativo del qigong è piuttosto evidente ed è la prima cosa ad essere sperimentata nella pratica. E' anche un effetto elementare e può essere visto come il sottoprodotto di una pratica seria di qigong. A rigor di termini la pratica del qigong non riguarda il trattamento delle malattie, ma la regolazione delle funzioni corporee. La pratica può portare due opposti cambiamenti in casi diversi. Ad esempio la pressione sanguigna si abbassa negli ipertesi e si alza negli ipotesi. Il peso corporeo di coloro che sono sovrappeso diminuisce mentre chi è sottopeso lo aumenta. E' adatta per coloro che sono costipati e per coloro che hanno frequenti diarree. La pratica apporta cambiamenti verso la normalità.

Dobbiamo però chiarire che sebbene il qigong sia efficace nella cura di molti disturbi e dia buoni risultati, non è possibile affermare che il qigong vada bene per ogni tipo di disturbo. Il genere umano è semplicemente un'entità troppo complicata. Dobbiamo riconoscere che il qigong proprio come le altre scienze ha i suoi limiti. Inoltre molte malattie devono attraversare un certo processo prima che si possano vedere dei risultati. Coloro che deridono il qigong come un esercizio inefficace per le malattie "serie" non sono nel giusto, ma anche chi asserisce che il qigong è la cura miracolosa per tutto manca di realismo.

iv. Migliorare l'abilità mentale
E' ben documentato dalla letteratura di qigong e dalla Medicina

Journal of International Society of Life Information Science Vol.14, No.2, 1996.

tradizionale cinese che la pratica di qigong migliora l'attività mentale. Iniziamo raccontando una storia.

C'era una donna anziana che era solita consegnare a un tempio il suo *doufu* (cagliata del latte di soia) fatto in casa. Negli anni aveva allacciato dei buoni rapporti di amicizia con i monaci. Il tempio durante l'anno organizzava qualche corso di meditazione per i devoti. Un giorno il monaco capo invitò l'anziana signora a seguire un corso di meditazione della durata di una settimana, e lei aderì contenta. Una settimana dopo il monaco tornò e chiese alla signora: «Allora, come è andata?» Ed ella rispose: «Benissimo! Ora riesco a ricordare chi non mi ha pagato il mese scorso!». Questo è il qigong, La pratica di qigong migliora la nostra abilità mentale, e naturalmente non solo l'abilità di ricordare i nostri debitori.

(i) Miglioramento della facoltà di pensiero

Nel novembre del 2005, Sara Lazar, una scienziata ricercatrice del Massachusetts General Hospital, presentò dei risultati preliminari che mostravano che la pratica regolare di meditazione permetteva l'ispessimento della corteccia cerebrale. La corteccia cerebrale è la zona del cervello incaricata delle funzioni mentali più elevate, per cui questo spiega il motivo per cui le funzioni cerebrali migliorano con la meditazione. La ricerca di Lazar suggerisce inoltre che la meditazione potrebbe rallentare il naturale assottigliamento di quella sezione della corteccia dovuto all'età.

La pratica di qigong richiede di entrare in uno stato meditativo a prescindere dal tipo di pratica. Nello stato meditativo l'attività cerebrale è in uno condizione diversa da quella di sonno o veglia. Le moderne ricerche scientifiche hanno dimostrato che anche le persone che meditano per la prima volta manifestano una diminuzione nelle onda beta, segno che il cervello non sta elaborando le informazioni così attivamente. Durante lo stato meditativo le onde alfa sono in maggioranza e si diffondono dal lobo occipitale al lobo frontale. In tale situazione il cervello entra in una modalità ordinata e di conseguenza le funzioni migliorano. Questo è uno stadio di riposo in cui il cervello si rilassa e inoltre migliora le funzioni vitali che sono direttamente connesse alle funzioni del cervello.

I resoconti del Centro Huaxia di Zhineng Qigong mostrano che gli studenti di scuola primaria e secondaria che hanno praticato per un periodo variabile dai 3 ai 6 mesi hanno evidenziato un marcato miglioramento nei loro studi. Nel 2005 nella scuola primaria Panchun di

Batu Pahat, Malaysia, la direttrice Yan Huizhen ha introdotto il Zhineng Qigong per gli insegnanti e gli studenti diventando testimone del marcato miglioramento dei risultati scolastici. Prima che la direttrice Yan arrivasse in questa scuola, il tasso di assenteismo dovuto ai comuni problemi di salute era elevato, ma dopo l'introduzione del Zhineng Qigong il tasso di assenteismo diminuì significativamente. Alla fine del 2006, nel superamento dell'esame nazionale del sesto anno della scuola primaria gli studenti riportarono un miglioramento del 12%.

(ii) La manifestazione di "momenti di ispirazione"
Durante la pratica siamo in quiete all'interno. L'ispirazione è un particolare processo mentale dell'essere umano, niente di magico. Nel normale processo cognitivo abbiamo bisogno di raccogliere l'informazione completa di un oggetto perché la mente elabori e decodifichi con la conoscenza ciò che abbiamo in mente. Tutto ciò avviene molto rapidamente, ma per gli oggetti che conosciamo non abbiamo alcuna difficoltà nel processo di conoscenza. Invece per gli oggetti a noi non noti e in particolare quelli complicati, abbiamo bisogno di procedere con un processo di apprendimento dove le informazioni rilevanti sono raccolte a poco a poco, per poi attraversare un pensiero e una valutazione complessi fino a quando si ottiene l'informazione completa. Possiamo quindi assumere che l'ispirazione è il frutto di molte condizioni sottostanti. Quelli che seguono sono i requisiti di base.

a. La persona deve possedere la relativa conoscenza (teoria e pratica). Queste sono le basi. Nessun musicista è stato mai capace di produrre idee ispirate su fisica o chimica.

b. L'informazione del relativo oggetto dovrebbe essere distribuita omogeneamente nella mente. Se un particolare aspetto dell'informazione fosse troppo forte questo turberebbe la veridicità/correttezza dell'immagine dell'oggetto e ciò bloccherebbe la produzione dell'ispirazione. Una semplice analogia di questo processo è quando sullo schermo del computer alcuni pixel più luminosi distorcono l'intera immagine.

c. Il processo richiede anche il relativo stimolo. Questo potrebbe essere l'ultimo pezzo o il pezzo di informazione di cui si ha più bisogno per catalizzare la formazione della "vera" immagine.

Friederich August Kekulé scrisse di avere scoperto la forma ad anello della molecola del benzene dopo aver sognato un serpente. Da un po' di tempo si stava scervellando sulla sua struttura fino al punto in cui suppose che tutti i composti organici hanno come struttura portante una catena aperte di atomi di carbonio. A un tratto durante questi studi Kekulé si assopì ed ebbe così una visione di catene di atomi di carbonio avvolgersi e ruotare come serpenti che afferrando la propria coda formavano un anello chiuso. Questo mostrò che gli atomi di carbonio non dovevano essere disposti in catene aperte. In realtà la struttura ad anello del benzene giustificava molte delle sue proprietà. Questo sogno avvenne dopo anni di studio sulla natura dei legami carbonio-carbonio. Aveva disposto gli atomi di carbonio in varie strutture, ma non aveva trovato quella giusta. Il sogno fu per lui l'evento catalizzatore per giungere alla giusta struttura, ma lo stesso sogno non avrebbe ad esempio permesso a un musicista di giungere alla stessa conclusione.

La pratica del qigong ci conduce in uno stato meditativo che facilita la produzione di idee ispirate. Nel passato i maestri chiamavano questo stato "schiarirsi improvvisamente". Nel testo Lavoro intero (*Neiye*) Guanzi afferma: «Pensa, ripensa e continua a pensare. Non ottenendo (il risultato) gli spiriti si faranno sentire. Non il lavoro degli spiriti, ma l'estremo del qi. Mantieni il corpo appropriato (in posizione), e sangue e qi saranno in quiete. Rimani concentrato e non ascoltare né vedere alcunché, lontano è come vicino, pensa per capire». Questo fu scritto più di 2000 anni fa!

v. Coltivazione di emozioni e Daode

Molti di coloro che sono emotivi non hanno sufficiente qi nei loro corpi. E' segno che la mente non sta ricevendo qi a sufficienza. Ciò è particolarmente vero per chi è irascibile. Anche un piccolo stimolo lo infastidisce. Il detto "uomo affamato, uomo arrabbiato" ha del vero perché la fame è un altro segno che manchiamo di qi e ne abbiamo quindi bisogno.

Con la pratica di qigong cresce il livello di qi interno al corpo e le emozioni diventano più stabili. Oltre a questo aspetto, con un miglior fluire di qi nel corpo la persona diventa più rilassata e gioiosa. Un corpo più forte darà quindi la base per poter aiutare gli altri e mantenere buone relazioni nella società. Questo è un motivo per cui alcune persone trovano che attraverso la pratica le loro relazioni con famiglia e amici migliorino.

vi. Lo sviluppo delle capacità latenti (capacità extra-ordinarie)

Non sappiamo quante siano le capacità latenti dentro di noi, ma possiamo dire senza sbagliarci che ciò che riusciamo a fare ora è solo una piccola parte delle nostre potenzialità. Molte delle nostre capacità sono nascoste e devono ancora essere sviluppate. Ad esempio la percezione extra-sensoriale e la telecinesi sono solo alcune delle capacità nascoste che sono state sviluppate. Chi pratica qigong ha sempre la possibilità di sviluppare queste facoltà. Le varie forme di allenamento sviluppano diverse forme di abilità. Chi ad esempio pratica il qigong "duro" (marziale) può sopportare di essere colpito dai mattoni, resistere al passaggio di un auto sul proprio corpo senza subire danno, bloccare una lancia puntata sulla gola, rompere una lastra di pietra con la testa, etc. Molti possono sviluppare queste capacità con un allenamento della durata di 100 giorni. Anche la guarigione col qi esterno (la somministrazione di qi agli altri) è una cosa che possiamo imparare nel giro di qualche giorno nel Zhineng Qigong. Nel Centro Huaxia di Zhineng Qigong molti studenti con soli 20 giorni di pratica alle spalle riuscivano a far scomparire nel giro di pochi minuti fibromi o cisti ad altri malati. In molti dopo solo tre mesi hanno imparato a fare diagnosi attraverso la percezione extra-sensoriale (inclusa la percezione remota) o osservando dentro i malati. Tutto questo ci dice che ci sono molte capacità nascoste in noi e che col giusto allenamento e con l'uso cosciente della mente, molte capacità nascoste possono venire sviluppate.

XII. Il Zhineng Qigong non solo è una scienza unica della vita umana, ma è anche motivo di grande beneficio per le persone

Nella Scienza del Zhineng Qigong gli studi sono condotti dal punto di vista del genere umano come membro della natura ed anche come membro della società. In questo è diversa dalle altre forme di scienza di vita umana. Nel Zhineng Qigong studiamo l'ordine delle nostre funzioni vitali (comprese le attività fisiche e chimiche), ma anche l'effetto da parte della natura sulle nostre funzioni vitali. Ciò è di norma pertinenza della scienza naturale. D'altro canto studiamo anche l'effetto delle attività sociali sul genere umano. Ciò comprende le attività mentali, la comunicazione (lo scambio di informazioni), le regole e le consuetudini sociali, la moralità, etc. Il Zhineng Qigong è quindi una branca di studi unica nel suo genere che è basata su scienze naturali e scienze sociali. Mentre la maggior parte degli studi scientifici sulla vita umana sono condotti attraverso il pensiero logico per trarre conclusioni dall'osservazione, il Zhineng Qigong sceglie un'altra strada. Nel Zhineng Qigong studiamo le varie attività vitali includendo le attività mentali e la relazione fra uomo e natura. Inoltre, essendo una scienza pratica, la ricerca della Scienza del qigong richiede che sia i ricercatori che i soggetti pratichino il qigong. Nel processo di pratica e di conduzione della ricerca per mezzo del qigong viene anche effettuato un "servizio" verso gli altri.

Anche in questo è diverso da altri tipi di studio dove questo "servizio" viene prodotto solo dopo aver concluso gli studi. Il Zhineng Qigong può combattere le malattie, rafforzare il corpo, aumentare l'aspettativa di vita, sviluppare l'intelligenza, modellare il carattere, sviluppare le capacità latenti, etc. Quindi quando pratichiamo non stiamo solo conducendo una ricerca scientifica nella vita umana, ma stiamo anche lavorando per migliorare la nostra salute. Quando diamo insegnamenti a un'ampia platea al contempo conduciamo dei movimenti per migliorare la salute della gente.

Per tutti gli anni '90, nel Centro di riabilitazione Huaxia di Zhineng Qigong sono passati più di 4000 malati. La maggioranza aveva vari tipi di gravi malattie. I risultati hanno mostrato un tasso di efficacia maggiore del 90%. Al Centro di addestramento Huaxia di Zhineng Qigong nello stesso periodo ci sono stati una media di 1300 studenti di vario livello. In ognuno dei corsi della durata di 3 mesi, il 40-60% degli studenti sviluppava le proprie capacità latenti. Tutto ciò indica chiaramente che quando stiamo studiando le attività vitali umane, allo stesso tempo rendiamo un aiuto al prossimo.

Sezione terza: Sviluppare il Zhineng Qigong nel modo corretto

Il Zhineng Qigong è uno dei qigong più diffusi al mondo, ma ciò nonostante dobbiamo anche dire che è ancora in uno stadio di giovinezza. Per sviluppare il Zhineng Qigong ulteriormente dobbiamo comprendere alcune cose.

I. Comprendere gli obiettivi del Zhineng Qigong

Gli obiettivi del Zhineng Qigong sono: «Una ricerca approfondita, una pratica ripetuta e una reinvenzione creativa, con forte determinazione, del qigong tradizionale sotto la guida delle filosofie del materialismo dialettico e del materialismo storico. Un cambiamento del qigong antico in una pratica scientifica per la società, per la gente e come stile di vita. Al fine di trasformare la naturale abilità istintiva dell'uomo in una capacità cosciente e intelligente. Per permettere al genere umano di passare dal dominio del bisogno al dominio della libertà. Per promuovere il mutamento di paradigma al fine di portare la civiltà umana a un livello più alto».

Seguono le spiegazioni di questi obiettivi.

i. Le filosofie guida

Il materialismo dialettico e il materialismo storico sono le filosofie guida. Per studiare il segreto della vita dobbiamo soffermarci sulle attività mentali dell'uomo. Inoltre una delle cose principali della pratica di qigong è la focalizzazione cosciente della mente verso l'interno per apportare cambiamenti alle attività vitali. Per questo motivo lo studio delle attività mentali è un passo obbligato. Nel mondo, la maggior parte dei ricercatori non è interessata allo studio delle attività mentali, tuttavia noi sentiamo che questo campo di studi non debba essere trascurato. In questo studio dobbiamo però seguire la filosofia del materialismo dialettico e basare i nostri studi sul fatto che la mente è una forma di materia. Solo allora potremo togliere il mantello di superstizione e spiritualismo che avvolge il qigong da migliaia di anni. Molti hanno erroneamente pensato che un elevato livello di pratica comporti un inevitabile contatto con gli spiriti e il soprannaturale. Attraverso uno sguardo scientifico ai fenomeni straordinari che si verificano nel qigong possiamo assicurare uno sviluppo corretto del Zhineng Qigong.

Inoltre dobbiamo anche aderire alla filosofia del materialismo storico. Il qigong ha una lunga storia in Cina. Le principali forme sono quelle: confuciana, daoista, buddhista, medica e marziale, e ognuna di loro ha la propria storia e il proprio sviluppo. Ogni singolo episodio storico ha le proprie caratteristiche e quando studiamo il qigong dobbiamo metterlo nel relativo sfondo storico; solo allora saremo in grado di scoprire perché furono apportati dei cambiamenti. Questo ci permette di dare una valutazione corretta e di comprendere chiaramente lo sviluppo. Con la corretta comprensione della storia possiamo trarre accurate conclusioni e percepire senza errori ciò che succede stabilendo dove vogliamo andare in futuro.

ii. L'atteggiamento giusto verso il qigong tradizionale

«Una ricerca approfondita, una pratica ripetuta e una reinvenzione creativa, con forte determinazione, del qigong tradizionale.» Questo è il nostro atteggiamento verso il qigong tradizionale. Il qigong è un tesoro della civiltà cinese, e per permettergli di fiorire di nuovo dobbiamo svolgere delle ricerche approfondite su di esso. Ci sono però così tante forme tradizionali di qigong con diverse teorie e pratiche; e soprattutto ogni singola forma afferma di essere quella giusta deridendo le altre come inferiori. Quindi per raccogliere l'eredità delle forme tradizionali e creare una nuova forma non dovremmo limitarci a una sola pratica. Per poterle valutare dobbiamo praticarle e sperimentarle. Ripetendo la pratica e valutandola possiamo estrarne l'essenza e sbarazzarci degli scarti.

Dovremmo valutare il qigong tradizionale correttamente raccogliendone l'eredità, ma senza seguirlo ciecamente come nel passato. La Cina è rimasta chiusa troppo a lungo. Il Prof. Pang prima di approdare alla creazione del Zhineng Qigong ha studiato con 19 grandi maestri da cui ha appreso varie forme di qigong fra cui: il qigong marziale, il qigong daoista, il qigong buddhista, il qigong confuciano e molti altri tipi di qigong popolare.

Molti pensano che più un oggetto sia antico e meglio è. Molti di coloro che praticano qigong hanno sempre pensato che il lignaggio migliore sia quello proveniente dall'era di Huangdi (2600-2200 a.C.). Chi è nelle arti marziali ha sempre venerato il lignaggio di Bodhidharma (il monaco buddhista che dall'India venne in Cina attorno al 520 d.C. e vi fondò il buddhismo *Chan*). Per il fatto che Bodhidharma è stato riconosciuto come il fondatore dell'arte marziale di *Shaolin* si immagina che l'arte marziale di *Shaolin* sia la migliore al mondo. Però i tempi sono cambiati, tutto cambia e si va avanti. Anche il qigong dovrebbe cambiare per adeguarsi alla situazione corrente. Solo allora potrà essere ben recepito dalla gente e crescere nella società moderna.

iii. La richiesta di reinvenzione creativa

L'idea dietro questo monito è di "Un cambiamento del qigong antico in una pratica scientifica per la società, per la gente e come stile di vita". Il qigong si deve trasformare in una scienza. Essere scientifico significa permettere al qigong di essere appreso da un pubblico generale che lo pratichi al fine di ottenere dei risultati. Nel passato il qigong è stato qualcosa di segreto dove le teorie e le conoscenze erano custodite gelosamente e rivelate solo a pochi.

Il primo passo nella realizzazione del Zhineng Qigong in una scienza è stata la pubblicazione delle teorie e delle metodologie (come i materiali di insegnamento) per permettere ad un pubblico generale di poterle apprendere, praticare e trarne beneficio. Le pubblicazioni dovrebbero conformarsi ai criteri scientifici moderni dei materiali di insegnamento. Non dovrebbero essere scritte come i testi tradizionali dove veniva usato un linguaggio antico. Le teorie e i concetti dei testi tradizionali non erano spiegati chiaramente e inoltre c'erano molte contraddizioni. Le teorie e le metodologie erano mescolate insieme. Per permettere a un pubblico generale di apprendere facilmente il qigong, in tutto il testo, le terminologie e i concetti dovrebbero essere logici e semplificati. La teoria e la metodologia dovrebbero essere presentati separatamente. Dovremmo sforzarci il più possibile di far uso di un moderno linguaggio scientifico. Potremmo far uso della scienza moderna per spiegare un certo concetto senza però forzare la scienza moderna nel qigong, proprio perché il qigong deve ancora svilupparsi ed essere riconosciuto come una scienza moderna. Molti termini tecnici e concetti non hanno un'appropriata descrizione nella scienza moderna. Ad esempio, molti anni fa, il termine "qi" era molto difficile da descrivere in un linguaggio moderno e scientifico. Tradurlo o spiegarlo come energia, bio-energia, energia vitale, forza vitale, summa totale di energia e informazione non è esatto e allora la cosa migliore è lasciarlo nella sua forma originale come "qi". Ora è largamente recepito e la sua occorrenza si trova anche nei dizionari di lingua inglese.

Per cambiare la pratica del qigong in una branca di studi scientifici deve essere trasformata in una pratica rivolta alla società e alla gente, e come uno stile di vita per tutti. Ciò vuol dire permettere alla società intera di accettare e riconoscere la pratica. Il numero di praticanti di qigong è ancora molto piccolo, e inoltre la maggioranza delle persone lo prende come un esercizio di benessere e non come una forma di scienza. Nessun governo promuove o regola il qigong con un apposito dipartimento. Il qigong deve ancora essere accettato dalla società come scienza. Dovremmo quindi promuovere il Zhineng Qigong nelle fabbriche, nei centri abitati, nelle fattorie, nelle scuole, etc. per permettere alla gente di sperimentare i suoi effetti nella lotta alle malattie e nello sviluppo dell'intelligenza. Quando il Zhineng Qigong sarà ben accettato dalla gente, allora il governo naturalmente darà il supporto necessario. Ovviamente al contempo dovrebbero essere portati avanti il lavoro di ricerca sul qigong e la diffusione degli insegnamenti del Zhineng Qigong, con particolare attenzione a quest'ultimo aspetto. Con sempre più persone coinvolte nella pratica di qigong, più individui svilupperanno le capacità latenti. Molti saranno in grado di vedere chiaramente (chiaroveggenza) o di vedere il qi e potremmo quindi fare a meno di strumenti per provare l'esistenza del qi o la veridicità delle abilità speciali acquisite. I fenomeni straordinari, una volta considerati misteriosi, saranno largamente accettati dalla gente senza ulteriore bisogno di prova. A quel tempo potremo condurre ricerche scientifiche di qigong direttamente con i vari istituti di ricerca.

Così dovrebbe essere più semplice per la gente accettare e imparare il qigong, la teoria, la metodologia e l'insegnamento. Il Zhineng Qigong si fonda sullo *hunyuan* qi primordiale e non ha a che fare con lo *yin-yang*, le cinque fasi, gli otto trigrammi, etc. Anche questo gli permetterà di diventare parte della società. Per permettere al qigong di diventare un modo di vita dobbiamo miscelare la pratica di qigong nelle nostre attività quotidiane e trasformare le nostre attività quotidiane in pratica di qigong.

iv. Gli obiettivi da raggiungere

Lo scopo è di: «Trasformare la naturale abilità istintiva dell'uomo in una capacità cosciente e intelligente. Per permettere al genere umano di passare dal dominio del bisogno al dominio della libertà. Per promuovere il mutamento di paradigma al fine di portare la civiltà umana a un livello più alto».

(i) «Trasformare la naturale abilità istintiva dell'uomo in una capacità cosciente e intelligente.»

La nostra naturale abilità istintiva è stata formata dalle funzioni fisiologiche dei vari organi e dei sistemi corporei. E' un'abilità naturale che non necessita di particolare allenamento. L'abilità del corpo di muoversi e le funzioni degli organi di senso sono fondamentalmente naturali abilità istintive. Ci sono inoltre delle abilità che condividiamo con gli animali, ma, detto questo, l'abilità di usare coscientemente la nostra mente ci separa nettamente da ogni altro animale. Solo il genere umano è dotato del processo cognitivo. Da questo punto di vista possiamo inoltre concludere che anche l'attività mentale è parte della nostra abilità istintiva. Esistono però varie forme di attività mentale. C'è la parte legata ai sensi (conosciuta come istinto animale) in cui diamo una risposta diretta allo stimolo (oggetto) proveniente dal mondo esterno. C'è anche una parte razionale in cui diamo una risposta solo dopo un processo cognitivo logico. Queste due parti sono interconnesse eppur diverse. La prima parte potrebbe essere considerata come pensiero istintivo, mentre la seconda come pensiero intelligente. La scienza moderna e gli studi filosofici hanno tutti concluso che la seconda è il segno del passaggio dal livello istintivo animale al livello dell'intelligenza. Il cosiddetto livello della coscienza intelligente include le capacità ordinarie (CO) e le capacità straordinarie (CS). Le CO si compiono attraverso i cinque sensi come reazione al mondo esterno. Le CS si basano sulla percezione extra-sensoriale sviluppata attraverso la pratica di qigong per percepire le cose in modo olistico. Questo è un elevato livello di intelligenza cosciente. Ovviamente le CS non sono ben note, ma uno dei ruoli del Zhineng Qigong è di rivelare la teoria e i principi che si celano dietro di esse.

Sin dall'inizio della pratica di Zhineng Qigong dobbiamo controllare coscientemente le nostre attività vitali, regolare le emozioni, innalzare il nostro livello di interesse, etc. Questo ci permette di rafforzare le nostre CO e favorire lo sviluppo delle CS. Questo è il processo di trasformazione della naturale abilità istintiva in un'abilità intelligente auto-cosciente.

Segue la spiegazione della frase: «Permettere al genere umano di passare dal dominio del bisogno al dominio della libertà. Per promuovere il mutamento di paradigma al fine di portare la civiltà umana a un livello più alto».

Lo sviluppo della scienza moderna ci ha portato alla scoperta dell'ordine dei movimenti di molte forme di materia. La nostra comprensione delle attività vitali umane rimane tuttavia molto limitata. Ciò che finora è stato rivelato dalla medicina cinese o occidentale sono solo piccole parti dell'intero contenuto globale. La ricerca medica moderna si occupa principalmente della funzione dei sistemi corporei, degli organi, delle cellule e persino dei componenti delle cellule, tuttavia l'attività vitale umana non è una somma di tutte queste cose, ma un movimento olistico di un insieme con le sue tipiche caratteristiche. Se si abbandonasse l'olismo di corpo e mente, la ricerca nell'uomo sarebbe incompleta. Quando ad esempio una persona si sente abbattuta a causa di una malattia, noi potremmo rilevare un'infiammazione da qualche parte, oppure che i globuli bianchi sono aumentati o perfino identificare l'agente patogeno senza però essere in grado di descriverne la condizione nella sua interezza. Non siamo in grado di dire perché l'agente patogeno attacca il corpo. Non siamo ad esempio sicuri del motivo per cui alcuni ceppi di bacilli come il clostridium possano avere un effetto simbiotico sul nostro intestino crasso ma provochino delle malattie quando si trovano in altre zone.

Nel 1987, Shanghai fu duramente colpita da un'epidemia di epatite A. L'epatite A non è una malattia letale, ciò nonostante, quando Shanghai venne colpita, la gente si fece prendere dal panico e molte persone morirono. A quel tempo alcuni sentenziarono che siccome Shanghai era stata risparmiata da epidemie di epatite A per più di 20 anni, allora questo virus sarebbe potuto mutare in un ceppo più forte e i pazienti sarebbero potuti morire di ascesso al fegato. I risultati post-mortem mostrarono invece un'altra storia. Non ci furono molte persone che morirono per danni al fegato o di cirrosi. Inoltre, nessuno di coloro che morì di ascessi al fegato era praticante di qigong. Pochissimi praticanti di qigong furono infettati col virus dell'epatite e molte persone dell'ambiente medico furono incapaci di darsi spiegazioni a riguardo.

Anche se l'aspetto patologico dell'epatite A è ben compreso perché è stato sottoposto ad ampie ricerche, tuttavia non siamo ancora certi di cosa possa essere accaduto e del motivo per cui i praticanti di qigong rimasero relativamente indenni. Le cose sarebbero ancora più complicate se provassimo a comprendere condizioni fisiologiche e patologiche ancora sconosciute. Il genere umano non si è ancora liberato dal dominio del bisogno. Come si può ottenere una vita libera? Il segreto risiede nella comprensione delle attività vitali totali, attività mentale compresa. E per studiare l'attività mentale dobbiamo sviluppare le CS; e se questo processo avviene con la pratica di qigong diventa allora un modo affidabile per scoprirla. È per questo motivo che affermiamo che il Zhineng Qigong è lo strumento in mano all'umanità per passare dal dominio del bisogno al dominio della libertà.

La branca di studi appartenente al qigong (Zhineng Qigong incluso), iniziò a germogliare negli anni '80. Questi studi proposero un nuovo metodo di ricerca scientifica chiamato "metodo di ricerca introvertito" (*nei qiu fa*). Il metodo di ricerca introvertito ci permetterebbe di apprendere le nostre attività vitali efficacemente. La storia ci dice che quando un nuovo metodo di ricerca scientifica viene sviluppato questo apporta dei grandi cambiamenti alla scienza nel suo insieme. Nel processo attraverso cui questo metodo potrebbe rivelare il segreto delle attività vitali umane l'intera scienza naturale compierebbe una grande passo in avanti. Siamo di gran lunga più avanzati rispetto all'uomo-scimmia dell'antichità. Cosa succederà da qui a 2000 anni è qualcosa difficile da immaginare, ma sicuramente a quel tempo la civiltà umana dovrebbe essere giunta a un livello più elevato. L'umanità è già passata attraverso due divisioni del lavoro e possiamo prevedere che ne attraverseremo una terza.

La prima è stata la separazione del lavoro di mani e piedi degli uomini scimmia che iniziarono a camminare in posizione eretta sui loro piedi invece di usare tutte e quattro le estremità. Quando vengono usati sia mani che piedi il collo non è in grado di sostenere la testa verticalmente e deve quindi rimanere piegata in basso. L'abilità di rimanere eretta ha favorito lo sviluppo dell'encefalo e in particolare del lobo frontale a cui fece seguito lo sviluppo del processo cognitivo. Con le mani libere dal compito di camminare si creò l'opportunità di usarle per eseguire molti lavori e di svilupparsi ulteriormente. Ciò permise all'umanità di abbandonare il regno animale, anche se il genere umano era ancora in una condizione barbarica e di ignoranza. Dopo di ché avvenne la seconda divisione del lavoro. Durante la conduzione delle attività quotidiane i nostri antenati capirono gradualmente di conoscere meglio la natura. Allo stesso tempo le funzioni cerebrali si svilupparono ulteriormente. Con una migliorata produttività, una parte della popolazione iniziò ad abbandonare il lavoro di produzione fisica per un lavoro gestionale, che è di natura non fisica. Gradualmente, il lavoro dell'umanità da una concezione integrale si divise in fisico e in mentale; o in altri termini iniziò la divisione fra "tute blu" e "colletti bianchi". Il lavoro fisico produce ricchezza materiale e il lavoro mentale produce ricchezza spirituale. Questa separazione permette un ulteriore sviluppo del corpo fisico e della funzione cerebrale.

Questo fu anche l'inizio dell'equilibrio, ma anche dello sfruttamento. Emerse il fenomeno di "colui che lavora con il cervello controlla chi lavora con i muscoli", ma avvenne anche lo sviluppo della civiltà umana con un graduale abbandono del livello barbarico e di ignoranza. Senza questa separazione non ci sarebbe stato modo per l'umanità di civilizzarsi. Con lo sviluppo del qigong e in particolar modo del Zhineng Qigong, l'umanità accederà alla terza divisione del lavoro che è il lavoro mentale. Le attività mentali potrebbero essere divise in due principali entità: Le capacità ordinarie (CO) e le capacità straordinarie (CS). La pratica del qigong svilupperebbe efficacemente le CS e con la diffusione dell'uso di queste si favorirebbe la terza divisione del lavoro. Questa separazione permetterebbe alla civiltà umana di accedere a un livello più elevato.

Gli obiettivi del Zhineng Qigong dettano chiaramente quali siano le filosofie guida, come si debba trattare il qigong tradizionale, come si debba reinventarlo creativamente e lo scopo da raggiungere. Comprendere gli obiettivi e perseguirli al fine di diffondere l'insegnamento permetterebbe al Zhineng Qigong di svilupparsi nella giusta direzione.

II. Seguire la tipologia di sviluppo del qigong

Il qigong è un tipo di scienza antica eppur nuova. In Cina ha più di 5000 anni. Cosa è successo in questi 5000 anni? Quali sono stati i cambiamenti incontrati dal qigong? Dobbiamo studiarli per scoprirne la tipologia di sviluppo. In parole povere il qigong è cambiato trasformandosi da qualcosa di semplice in qualcosa di complicato per ritrasformarsi di nuovo in qualcosa di semplice.

Nei tempi passati la produttività era bassa e le persone erano semplici. Nel *Canone interno dell'Imperatore giallo* (Huangdi nei jing, autore ignoto, precedente alla dinastia Han) c'è una frase che illustra la pratica di qigong dei tempi antichi: "sii semplice e fonditi col vuoto, il qi scorrerà naturalmente; concentrati all'interno e nessuna malattia farà comparsa".

C'è poi un'altra descrizione: «Nei tempi antichi c'erano i santi che si ancoravano a cielo e terra, che governavano lo *yin* e lo *yang*, che respiravano l'essenza del qi e rimanevano con la coscienza indipendente». E' abbastanza chiaro che nell'antichità le persone erano semplici e solamente rimanendo concentrati all'interno rafforzavano le funzioni vitali. Nel processo di evoluzione il genere umano ha imparato a conoscere meglio la natura, così il processo cognitivo è diventato progressivamente più complicato e alla fine il semplice requisito di "rimanere col vuoto" non è stato più sufficiente.

Guan Chen Zi che venne un po' dopo Huangdi (fu imperatore attorno al 2500 a.C.) propose: «Stai con la coscienza per rimanere in quiete, il corpo starà bene naturalmente, rimani in quiete e con chiarezza, non dissipare il corpo, non dissipare l'essenza, questo prolungherà la vita». Ciò significa che il lavoro della sola mente non era più sufficiente, ma anche il corpo doveva essere coinvolto fermo restando che la mente era il principale interesse.

Poi giunse l'epoca degli Stati Combattenti (770 a.C. - 221 a.C.) e Guanzi disse: «[...] con il corpo in grado di star bene, e la mente in grado di stare in quiete solo allora si sarà in grado di rimanere immobili. Rimanendo immobili nel cuore, allora udito e vista staranno bene e i quattro arti saranno forti». Qui la mente e il corpo sono trattati con eguale importanza.

In seguito Guanzi e Laozi (quest'ultimo nato attorno al 570 a.C) menzionarono due diversi approcci: l'osservazione dei cambiamenti senza intento e l'osservazione dei cambiamenti con intento. Il primo approccio richiede ai praticanti di osservare i naturali cambiamenti vitali senza applicare alcuna intenzione. Questo approccio è simile al Metodo di quiete naturale. Il secondo richiede di osservare i cambiamenti di qi all'interno applicando un pensiero. Questo approccio è simile al Metodo orbitale. Nell'*Iscrizione del pendaglio di giada sul meccanismo del qi* (Xing qi yu pei ming) c'è l'attestazione che il Metodo orbitale era ampiamente studiato agli inizi dell'epoca degli Stati combattenti. Anche se in questo modo le metodologie del qigong iniziarono a complicarsi il Metodo di quiete naturale rimaneva ancora la corrente principale. Zhuangzi affermava: «Sul sentiero puro, ci si dovrebbe occupare solo della coscienza. Gli esercizi di respirazione in cui si espira l'aria vecchia per inspirare quella nuova e gli allungamenti a guisa di orso o uccello servono solamente a prolungare la vita. Queste pratiche di conduzione sono le favorite da coloro che studiano Peng Zhu».[12] Questo ci dice che la pratica di tipo mentale era

12 Peng Zhu è stato un personaggio leggendario che si pensa sia nato attorno al

tenuta in alta considerazione, mentre le pratiche dinamiche e di conduzione venivano ritenute inferiori.

Il Metodo orbitale divenne popolare solamente durante la dinastia Han (206 a.C. - 220 a.C.). Nel libro *Pegno per l'unione dei tre* (Can tong qi), Wei Boyang miscelò la conoscenza del *Classico dei mutamenti* (Yi jing) con la pratica del qigong. Il metodo di creare il "bambino di qi" e l'alchimia apparvero nel *Classico della grande pace* (Tai ping jing) scritto attorno al 200 a.C.

La pratica di qigong divenne ancora più complicata dopo l'apparizione della teoria del qi originale (*yuan qi*). Durante l'era di Huangdi (2600 a.C. - 2200 a.C.), ovvero agli albori del qigong, si faceva solo uso di una pratica mentale, poi durante l'epoca degli Stati combattenti divenne consuetudine la pratica sia della mente che del corpo, e successivamente si sviluppo la pratica di essenza (jing), qi e mente. Ovviamente c'erano molti modi di praticare essenza, qi e mente, ma di regola la pratica di qigong era priva di contenuto religioso ed era in natura puramente materialistica.

Il daoismo cominciò durante gli Han orientali (25 d.C. - 220 d.C.); lo stesso periodo in cui dall'India il buddhismo faceva il suo ingresso in Cina. Confucianesimo, daoismo e buddhismo divennero le tre principali scuole con diverse teorie e pratiche. Il qigong quindi iniziò a legarsi alla religione. La dinastia Tang (618 d.C – 907 d.C) fu il periodo d'oro sia per il buddhismo che per il daoismo, e in seguito il qigong divenne un accessorio della religione. Teoria e pratica divennero più complicate con l'aggiunta di un gusto religioso. Nella pratica daoista il Metodo orbitale da solo si frammentò in: orbita mentale, orbita dei meridiani, orbita alchemica e ognuna di queste forme prevedeva differenti metodi di concentrazione. Al contempo il buddhismo si fuse con la civiltà cinese e si sviluppo in 10 diverse forme ognuna coi propri insegnamenti. I praticanti inseguivano l'idea di diventare dei e buddha. La pratica di qigong fiorì e si produssero numerose ramificazioni. C'era addirittura un detto a riguardo: «Ci sono 3600 porte di servizio e 84000 sentieri errati». La competizione fra le scuole era intensa e ogni forma cercava di prevalere sulle altre.

Tutto stava prendendo una piega eccessivamente estrema e da una semplice pratica antica il qigong era gradualmente diventato qualcosa di più concreto e dettagliato per adattarsi ai cambiamenti della società e dello sviluppo della mente umana. Solo così poteva essere appreso e arrecare

---

2300 a.C. e vissuto per più di 800 anni.

beneficio ai praticanti. Diventando più complicato diventava però più difficile da apprendere e le persone ne erano spaventate. Al contempo mentre le varie scuole rivaleggiavano si influenzavano con uno scambio reciproco di insegnamenti. Durante la dinastia Song (960 d.C. - 1279 d.C.) infatti, tutte le forme iniziarono a muoversi in un'unica direzione. Confucianesimo, buddhismo e daoismo cominciarono a mescolarsi insieme e a convergere. La pratica confuciana ad esempio fece uso di una parte della teoria e della pratica meditativa del buddhismo *Chan* oltre a prendere spunto della coltivazione di vita della pratica daoista. Il daoismo d'altro canto acquisì la teoria del *samadhi* del buddhismo *Chan*, gli insegnamenti morali del confucianesimo e distillò il tutto nel proprio metodo di coltivazione di vita. Allo stesso modo I versi delle sei sillabe che vengono menzionati nel testo del maestro Zhikai furono acquisiti dalla forma daoista. Zhikai era stato il fondatore della Scuola della piattaforma celeste (*Tiantai*).

Dopo la dinastia Ming (1368 – 1644 d.C) la convergenza fra scuole divenne ancor più evidente. Nuove forme vennero create dalla raffinazione dell'essenza di confucianesimo, buddhismo e daoismo. I metodi di pratica divennero più semplici e diretti. Fu durante le dinastie Ming e Qing (1644 – 1911 d.C.) che la teoria dello *hunyuan* qi fece le prime sporadiche comparse. Alcune forme marziali e perfino alcune forme daoiste menzionarono la pratica dello *hunyuan* qi. Anche se la teoria non era ancora completa ne erano però stati delineati i tratti. A quel tempo la volontà di rimanere aggrappati alle proprie credenze e il desiderio di cooptare gli altri nel proprio sistema causò la naturale sparizione del movimento di convergenza verso un unico stile. Allora la scienza, che non era ancora ben sviluppata, e il contesto storico limitarono lo sviluppo della teoria dello *hunyuan* qi. Dopo l'età d'oro della dinastia Tang, buddhismo e daoismo attraversarono le epoche Song, Yuan, Ming e Qing e poi gradualmente iniziarono a tramontare. Molti di coloro che praticavano correttamente e perseveravano nella pratica, realizzarono che non c'è nulla di spirituale o super-naturale nella pratica di qigong. In seguito con la comparsa del qigong marziale molti realizzarono che in guerra solo i duri sopravvivevano e questo non aveva nulla a che fare con le benedizioni spirituali, e così le credenze religiose venivano pian piano smantellate. Dalla fine della dinastia Qing e dall'era repubblicana in poi, la produttività migliorò enormemente permettendo alla Cina di aprirsi alla scienza moderna, scalzando così di nuovo il qigong dall'appartenenza religiosa e riacquisendo l'aspetto scientifico dei primordi.

Guardando retrospettivamente allo sviluppo del qigong dei 5000 anni passati possiamo vedere che questo si è trasformato da qualcosa di semplice in qualcosa di complesso e quindi di nuovo si è trasformato da qualcosa di complesso in qualcosa di semplice. Tutto questo è però avvenuto senza retrocedere su posizioni passate, ma ascendendo in modo spiraliforme. Questo ha mostrato che:

i. La convergenza del qigong è il tema principale. Per raggiungere questo scopo tutte le forme devono abbandonare il settarismo e abbracciare la Scienza del qigong. Tutte le forme dovrebbero seguire i requisiti della Scienza del qigong e ricostruire sé stesse. Altrimenti questa convergenza non sarà possibile.

ii. La teoria e la pratica dovrebbero essere rese semplici e chiare, altrimenti non verranno accettate dalla gente. Il Zhineng Qigong ha combattuto per questo fine creando una didattica del qigong semplice e facile da capire. La sua pratica è efficace per la guarigione e per coloro che fanno ricerche nelle scienze di vita.

iii. Agli albori il qigong non era legato alla religione e fu infuso di principi religiosi solo nel suo processo di sviluppo. Per sviluppare la Scienza del qigong dobbiamo cancellare i principi religiosi di cui il qigong è impregnato.

Comprendere l'ordine di sviluppo del qigong ci permetterà di stare alla larga da queste contaminazioni e di sviluppare il Zhineng Qigong correttamente.

III. Seguire realisticamente lo sviluppo sociale

Per sviluppare il qigong dobbiamo seguire lo sviluppo sociale realisticamente. Doppiamo capire che lo sviluppo della civiltà si fonda sulle basi economiche della società stessa. Il qigong è solo una parte della civiltà umana. Il processo manifatturiero è passato da una modalità disordinata e sparsa ad una produzione di massa centralizzata. Allo stesso modo la presentazione della conoscenza dovrebbe seguire la stessa regola produttiva e infatti il Zhineng Qigong è stato creato a partire da questa comprensione. Per questo motivo i metodi di insegnamento e di guarigione attraverso il campo di qi sono stati tutti formulati divergendo dai metodi tradizionali. Il Zhineng Qigong sottolinea l'importanza di insegnamento e guarigione attraverso l'uso del campo di qi. Ciò è adatto a un pubblico generale e ha portato risultati eccezionali. Anche se l'insegnamento e la guarigione attraverso il campo di qi sono una creazione del Zhineng Qigong dovrebbero essere però considerati il prodotto dello sviluppo sociale. Anche senza la guida del Zhineng Qigong in ogni caso altre forme sarebbero arrivate a simili conclusioni.

Diversamente dall'uso della tradizione di mantenere l'essenza degli insegnamenti solo per una cerchia ristretta, il Zhineng Qigong, per quanto riguarda l'insegnamento adotta una visione aperta. Diamo importanza alla condivisione della conoscenza con la gente. Insegniamo apertamente e ovunque per cancellare la misteriosità del qigong. Molti degli insegnamenti tenuti segreti che godono di alta considerazione si possono ora trovare nei libri sul Zhineng Qigong. I metodi per creare un campo di qi, per guarire col qi esterno e per sviluppare le CS sono stati messi nero su bianco, pubblicati e insegnati alla gente.

In termini di uguaglianza lo *hunyuan* qi primordiale riflette l'immagine vera della correttezza verso tutti. Ogni cosa nell'universo riceve dallo *hunyuan* qi lo stesso trattamento. Chi è egoista chiude indirettamente sé stesso e non sarà capace di raggiungere una quiete sufficiente, e nemmeno sarà in grado di attingere efficacemente alla fonte dello *hunyuan* qi primordiale. Solo quando saremo non-egoisti e giusti nei confronti di tutti allora sarà possibile fare uso del qi primordiale efficacemente.

Il Zhineng Qigong vuole essere d'aiuto alle persone. E ciò significa promuovere una miglior salute fisica e mentale per gioire dell'abbondanza della vita. Gli antichi parlavano di non attaccamento nel senso di mangiare e vestirsi con poco, e suggerivano di rimanere poveri coscientemente. Noi abbiamo un punto di vista diverso e sosteniamo di mangiare, se possibile, cibo nutriente così da raccogliere dal cibo più qi. Sosteniamo anche, quando possibile, di indossare l'abbigliamento giusto per adattarsi ai cambiamenti climatici e mantenere un buon equilibrio con la natura. Li Zhi, vissuto durante la dinastia Ming, riassunse l'atteggiamento di buddhismo, daoismo e confucianesimo nel seguente modo: «Nel buddhismo la ricchezza è come una catena; nel daoismo la ricchezza è come lo scorpione e il serpente e nel confucianesimo la ricchezza è come una nuvola che fluttua». Riferendosi alla ricchezza come una "nuvola che fluttua" intendeva dire di mantenerla e farla sviluppare naturalmente. «Usala se ce l'hai, ma non bramarla se non la possiedi.»

Bramare una ricchezza esagerata non va bene, ma rimanere poveri di propria volontà è parimenti un attaccamento; si dovrebbe lasciare le cose libere di essere. La civiltà è fondata su basi economiche e allo stesso modo. per raggiungere un alto livello di pratica il nostro corpo deve avere delle solide basi. Non pensate che chi è debole e fragile possa raggiungere un alto livello. Molti in passato non raggiunsero un livello elevato in parte proprio perché erano semplicemente in condizioni di vita troppo povere. Per avere una società sana dobbiamo avere dei cittadini sani. L'adeguamento realistico allo sviluppo della società è uno dei motivi per cui il Zhineng Qigong è così diffuso.

IV. Sii aperto e tratta tutti allo stesso modo

Le radici della pratica del qigong sono la coltivazione del *daode*. La coltivazione del *daode* comprende l'adesione alle leggi di natura ed anche alle norme sociali. Per ciò che concerne la natura, Laozi disse: «Dà loro la vita senza avanzar pretese di possesso, agisce a loro pro senza che da Lei dipendano, li cresce ma di loro non dispone». Questo è il *daode* naturale. Per ciò che invece riguarda la società è richiesto di adeguarsi a prescrizioni e divieti che in parole povere vuol dire essere aperti e mettersi a disposizione della società. Tutte le forme complete di qigong parlano di "lasciar andare il proprio ego", "essere aperti" e "servire il prossimo". Negli *Annali dei Riti* (Li Ji, autore anonimo, 51-30 a.C.) Confucio afferma: «per incamminarti sulla Via maestra *(dao)*, mettiti al servizio del mondo»; sostenendo inoltre la necessità di un auto-controllo. Nel noto *Daodejing*, Laozi dice: «per incamminarsi sulla Via, distruggi (l'ego) ogni giorno, distruggi, distruggi fino a quando non rimane più nulla». Il suo intento era di svuotare la mente dei praticanti fino a renderla completamente pulita. Il testo daoista *Metodo dell'alchimia d'Oro* (Jin Dan Xin Fa) riporta: «da Via è servire il mondo». La pratica buddhista sottolinea l'importanza di lasciar andare il proprio ego fino al raggiungimento del livello in cui tutti vengono trattati allo stesso modo: il cosiddetto: «nessun io, nessun altro, nessun gruppo e nessun maestro». Tutto ciò mette in evidenza che per raggiungere il livello elevato che prevede l'unione con l'universo è necessario rinunciare completamente al proprio ego.

Comprendere le quattro sezioni qui sopra esposte e metterle in pratica correttamente assicurerà uno sviluppo adeguato del Zhineng Qigong.

CAPITOLO 2: LA SCIENZA DEL QIGONG

Anche se il qigong ha una storia di più di 5000 anni, la Scienza del qigong è iniziata solamente negli anni '80. L'avvento della Scienza del qigong non è stato un evento fortuito, ma il risultato di un preciso sviluppo delle pratiche di qigong nella direzione di: mettere il qigong al servizio delle masse, diffondere rapidamente la pratica del qigong e dimostrare il fatto che il qigong e le abilità speciali connesse sono fenomeni largamente verificati. La Scienza del qigong è ampiamente coinvolta in molti campi e sta esibendo prospettive completamente nuove e ad esempio: il contenuto, la metodologia, le teorie, etc. sono tutti diversi dall'attuale scienza moderna. Molti campi della Scienza del qigong sono più avanzati della scienza moderna. Tuttavia la Scienza del qigong non è ancora riconosciuta ufficialmente dai governi e nemmeno largamente accettata dalla società. Quindi per imparare maggiormente sulla Scienza del qigong è doveroso da parte nostra fare un paragone fra Scienza del qigong e scienza moderna.

Sezione prima. Breve introduzione alla Scienza del qigong

I. La Scienza del qigong è un tipo unico di scienza

Lo scopo finale nello sviluppo della scienza è di permettere all'umanità di acquisire una libertà e una felicità complete. La ricerca sul genere umano rimane quindi l'oggetto principale negli studi scientifici effettuati durante la storia della civiltà umana. Dal punto di vista sociale, lo studio sull'attività degli esseri viventi nella società si è diviso in: studi sociali, studi morali, studi politici, studi manageriali, studi militari, studi letterari, etc. Dal punto di vista della scienza naturale invece abbiamo la fisiologia umana, lo studio della medicina, la biofisica, la biochimica, la neuroscienza, etc. La Scienza del qigong è una scienza unica nata negli anni '80. Non è la stessa cosa di una scienza sociale che ricerca solamente nell'aspetto sociale del genere umano, e nemmeno è una scienza naturale che compie ricerche solo su natura e ordine naturale del genere umano. La Scienza del qigong è lo studio del corpo, del qi e della mente degli esseri umani. Ovvero uno studio dei modelli di funzionamento vitali nell'entità olistica di esseri umani, società e natura. Sia la metodologia, che l'epistemologia (la teoria filosofica della conoscenza), che i principi differiscono da quelli delle scienze ad oggi disponibili. Seguono le caratteristiche della Scienza del qigong.

i. Possiede basi metodologiche ed epistemologiche che differiscono dalla scienza moderna

Prendendo il Zhineng Qigong come esempio, il sistema teorico comprende: teorie di base per i normali praticanti (come la teoria olistica *hunyuan*) e la teoria dello *hunyuan* qi; teorie professionali di base per i praticanti avanzati e gli istruttori (comprese le teorie generali, l'essenza del Zhineng Qigong, la metodologia pratica del Zhineng Qigong, etc.); teorie applicate professionali per lo sviluppo e l'applicazione delle CS (che includono il metodo e la teoria delle capacità extra-ordinarie, la teoria medica *hunyuan*, la teoria della scienza applicata a vari campi di studio, etc.).

La pratica di milioni di persone in tutto il mondo ha dimostrato che le teorie sono affidabili, sistematiche e corrette. Inoltre con l'accumulo di nuove esperienza e pratica il sistema teorico si espande in ogni direzione.

ii. E' un metodo di ricerca unico - "modalità introvertita di ricerca"

La Scienza del qigong si basa sullo sviluppo attraverso la pratica delle CS per condurre la ricerca sulle attività vitali umane e sull'ordine di natura. In questo diverge dagli altri metodi di ricerca scientifica moderna. L'esperienza pratica raccolta sin dagli albori ha formato un sistema completo con una metodologia che chiamiamo Ricerca del qigong. Questa è la parte centrale della Scienza del qigong. Senza questo sistema unico non ci sarebbe alcuna Scienza del qigong.

iii. Esiste un'area di ricerca o un oggetto di studio designato. Il soggetto di ricerca sono le funzioni della vita umana e i vari campi della natura

(i) La ricerca nelle attività vitali umane. Non solo le caratteristiche sottostanno a differenti condizioni – stati di malattia, stati ordinari (coscienza, sonno, movimento), stati straordinari (meditazione e abilità speciali), ma cosa ancor più importante la ricerca avviene nell'ordine dei cambiamenti fra i vari stati. Ciò include le attività fisiche vitali, i movimenti di qi, l'attività mentale stessa e la relazione fra l'attività mentale, l'ordine di natura delle funzioni vitali, etc.

(ii) La ricerca nell'applicazione delle CS in vari settori al fine di fondare le branche teoriche della Scienza del qigong. Ad esempio l'applicazione del qigong in campo medico per sviluppare lo studio del qigong medico, l'applicazione del qigong alla musica per un qigong della musica e così in molti altri campi abbiamo fondato il qigong dell'arte, il qigong dello sport, il qigong della chimica, il qigong dell'astrologia, il qigong della geografia, il qigong dell'agricoltura, il qigong della biologia, il qigong dell'ingegneria, etc.

iv. Un obiettivo di ricerca designato

La Ricerca del qigong mira ad apprendere e conoscere le attività vitali degli esseri umani e la loro relazione con la natura al fine di permettere al qigong di essere efficacemente al nostro servizio. Raggiungere una buona salute fisica e mentale è lo scopo principale della Scienza del qigong. Progressivamente e gradualmente vogliamo realizzare l'obiettivo di raggiungere una piena libertà. In realtà la ricerca nella Scienza del qigong e in particolare la sua applicazione può solo iniziare dopo aver sviluppato le CS. Combattere le malattie ed avere una mente e un corpo sani è solo il risultato dello stadio preparatorio (la maggior parte delle forme di qigong si trovano in questo stadio). Tutto ciò indica che la Scienza del qigong possiede tutti i necessari requisiti per formare un tipo di scienza indipendente.

Da quanto sopra esposto possiamo dire che la Scienza del qigong riguarda lo sviluppo e l'applicazione delle CS per servire l'umanità. Possiamo quindi trarre la seguente conclusione: la Scienza del qigong si fonda sulla teoria olistica e dipende dallo sviluppo delle CS attraverso la pratica di qigong come mezzo per rivelare l'ordine delle funzioni vitali umane con il concetto che gli esseri umani sono un'unità di un'entità olistica fatta da esseri umani, natura e società. La conoscenza acquisita attraverso la Scienza del qigong sarà messa al servizio dell'umanità per permettere la traslazione della vita dal regno dell'ineluttabile al regno della libertà.

II. La struttura della conoscenza della Scienza del qigong

Come nella scienza moderna, la struttura può essere suddivisa in tre sezioni: fondamenti, tecniche e applicazioni.

i. Fondamenti

L'attuazione della pratica di qigong è il punto centrale della Scienza del qigong. Le metodologie, le teorie, la conoscenza di base, etc., appartengono quindi tutte a una parte di questi fondamenti. Questi comprendono la storia del qigong, la fondazione dello studio del qigong, i metodi del qigong, etc. L'elemento fondamentale è la prospettiva che vede l'olismo fra essere umano e natura. Nel Zhineng Qigong si chiama prospettiva olistica *hunyuan*. La fisiologia, l'anatomia e la psicologia sono solamente conoscenza scientifica di base.

ii. Tecniche

Questo aspetto riguarda la padronanza e l'applicazione delle tecniche relative alle CS. Ciò include le tecniche per ricevere informazioni (percezione extra-sensoriale, chiaroveggenza, etc.), per emettere informazioni (guarigione per mezzo del qi esterno, la telecinesi, etc.), il pensiero extra-ordinario, etc.

Sia le CO che le CS sono capacità di cui siamo provvisti sin dalla nascita. Purtroppo però normalmente non ci è data la possibilità di praticare e rafforzare le nostre CS durante i processi vitali, e questo ha l'effetto che le CS risultano così nascoste. Ci sono molte teorie dettagliate e metodi per sviluppare e applicare nuovamente le CS. Tutti questi sono aspetti tecnici della Scienza del qigong.

iii. Applicazioni

La Scienza del qigong può essere usata per diagnosticare, guarire, promuovere la salute e sviluppare l'intelligenza. Oltre a queste cose può essere usata in molte aree della scienza naturale come la fisica, la chimica, la biologia, l'astronomia, la matematica, etc. Può inoltre essere applicata all'agricoltura, alla produzione industriale, agli sport, alle arti, etc. senza escludere i campi di cultura e scienze sociali.

Scienza del qigong	Fondamenti	Ricerca del Qigong	
		Storia del Qigong	
		Conoscenza dei fondamenti del qigong	
		Metodologia del Qigong	La pratica antica
			La pratica moderna (Zhineng Qigong, etc.)
	Tecniche	Capacità extra-ordinarie	Ricezione
			Emissione
			Pensiero extra-ordinario
	Applicazioni	Vari campi di studio come: Il qigong dell'ingegneria, etc.	

Per concludere diciamo che la Scienza del qigong nasce dall'unione di qigong e scienza moderna e questo creerà un'era per una nuova scienza.

III. Definire correttamente caratteristiche ed estensione della Scienza del qigong

Parole ed espressioni attuali come qigong, Studio del qigong, Scienza del qigong, Scienza di vita umana e Ricerca moderna scientifica del qigong, etc. vengono comunemente usate e scambiate l'una per l'altra da molte persone. Tutto questo crea confusione e c'è quindi bisogno di definire il contenuto di ogni concetto e della sua relazione con la Scienza del qigong.

i. La Ricerca moderna dei fenomeni del qigong e la Ricerca scientifica del qigong

La Ricerca scientifica del qigong fa riferimento alla ricerca su: teoria del qigong, metodologia e vari campi di studio correlati (il qigong della medicina, il qigong dell'agricoltura, etc.) per mezzo della pratica di qigong (metodo di ricerca interiore). La Ricerca moderna scientifica del qigong fa riferimento agli studi scientifici sui fenomeni del qigong o alle varie abilità speciali dei maestri di qigong.

Al momento le ricerche scientifiche di qigong considerano principalmente i fenomeni del qigong (le abilità speciali dei maestri di qigong) come una forma di funzione vitale. Lo scopo degli studi moderni scientifici di qigong è di rivelare la natura delle funzioni della vita umana, di svelare il meccanismo dei fenomeni del qigong attraverso una conoscenza scientifica moderna e di costruire un sistema teorico per i fenomeni di qigong all'interno di un quadro scientifico moderno. Infine i fenomeni del qigong potranno essere inglobati per creare una nuova branca della scienza moderna. Tutto ciò appartiene alla scienza di vita, una sottocategoria della scienza moderna che deve quindi seguire criteri e standard della scienza moderna.

Negli anni recenti le ricerche scientifiche moderne di qigong hanno accumulato una mole enorme di dati sul qigong ed hanno provato l'esistenza del qi. Tuttavia, siccome queste ricerche non sono state condotte secondo la metodologia del qigong non rientrano perciò nell'ambito della Scienza del qigong. La differenza principale è che la scienza moderna mira a scoprire l'appartenenza di questi fenomeni all'interno della scienza moderna stessa, mentre la principale occupazione della Scienza del qigong è la creazione di queste funzioni speciali e l'innalzamento delle funzioni vitali umane a un livello più elevato.

ii. La scienza del qigong e la scienza di vita umana

Sia nella Scienza del qigong che nella scienza di vita umana il soggetto è l'ordine delle funzioni vitali umane. Da questo punto di vista la Scienza del qigong può essere facilmente confusa come una branca della scienza moderna proprio come l'anatomia, la fisiologia, la patologia, la biofisica, la biochimica, la psicologia, l'embriologia, etc. Le differenze sono solo la metodologia e l'approccio. La ricerca biochimica ad esempio dipende dal metodo chimico, la biofisica dipende dal metodo fisico e la Scienza del qigong dipende dall'attuazione delle CS.

La scienza moderna tuttavia ha propri criteri, standard e metodologie. Fra le varie ricerche scientifiche moderne la differenza fondamentale è la metodologia, ma questo non accade però nella Scienza del qigong. La Scienza del qigong ha una propria e unica metodologia: il metodo di ricerca interiore. Tuttavia questo metodo non soddisfa i criteri e gli standard della scienza moderna e quindi non può essere accettato come scienza moderna. La Scienza del qigong non appartiene alla scienza di vita umana che è una sottocategoria della scienza moderna, ma è una nuova scienza indipendente. La scienza di vita umana e la Scienza del qigong sono due entità diverse fondate in contesti culturali diversi (la scienza è parte della cultura umana) che ricercano nello stesso argomento con approcci completamente diversi e da diversi livelli. Possono essere viste come due scienze indipendenti, ma che si dedicano entrambe allo studio delle attività vitali umane, e anche se hanno diverse basi metodologiche ed epistemiologiche recano beneficio l'una all'altra.

iii. Qigong e Scienza del Qigong
La Scienza del qigong ha un metodo unico per conoscere il mondo. Questo metodo prevede la pratica del qigong. Indubbiamente il qigong è la parte centrale della Scienza del qigong. La pratica del qigong tuttavia non vuol dire possedere le CS. Allo stesso modo avere le CS e non usarle per la ricerca e la loro applicazione non è Scienza del qigong. Il qigong è quindi solo una sezione della Scienza del qigong. La Scienza del qigong ha fatto la sua comparsa sono negli ultimi decenni perché solo ora è stato creato un contesto culturale idoneo. Senza l'attuale contesto culturale non ci sarebbe alcuna Scienza del qigong. Per lungo tempo, nella storia, il qigong è stato contaminato dalla religione. Possiamo quindi dedurre che senza il contesto della scienza moderna, senza l'attuale base materiale della civiltà umana, la Scienza del qigong non sarebbe apparsa. E' impossibile che il qigong si evolva da solo in Scienza del qigong.

D'altra parte lo sviluppo della Scienza del qigong ha sollecitato nuovi requisiti per il qigong. Innanzitutto come metodo essenziale per studiare il mondo, il qigong dipende dallo sviluppo delle CS attraverso la pratica. Lo sviluppo delle CS è possibile solo quando i praticanti hanno raggiunto un ragionevole livello e dipende inoltre dal metodo di pratica. Quindi per partecipare alla Scienza del qigong si esige una pratica di qigong elevata. La maggior parte delle persone pratica qigong per la salute, e lo sviluppo di CS è in questo caso solo un effetto naturale fortuito. Lo sviluppo delle CS si verifica quando le funzioni vitali hanno superato un certo livello. Dal momento che per la Scienza del qigong le CS sono cruciali, la pratica di qigong rappresenta un processo di apprendimento speciale. Lo scopo dell'allenamento del qigong è di trasformare lo stato delle CS ottenuto in una condizione di funzioni vitali di livello più elevato (funzioni vitali altamente ordinate) in ciò che possiamo controllare coscientemente. Questo allenamento esclusivo è la pratica di qigong.

Secondo la teoria tradizionale del qigong le CS sviluppate attraverso la pratica di qigong non dovrebbero essere usate perché l'utilizzo di queste richiede "il qi più puro", "l'essenza della Via" (all'illuminazione). L'uso delle CS prosciugherebbe il qi della mente del praticante, rallentandone il progresso e danneggiando le attività vitali. Nella Scienza del qigong tuttavia il qigong riguarda il modo in cui possiamo sviluppare e usare le CS coscientemente per condurre delle ricerche. Il qigong deve trovare una via per sviluppare e usare le CS in un modo appropriato tale da non danneggiare le attività vitali, ma al contrario per recare beneficio al corpo. I resoconti del Zhineng Qigong hanno provato che questo è possibile, e questo ha dato una grande spinta allo sviluppo del qigong.

Lo scopo della Scienza del qigong è di rivelare l'ordine delle attività vitali umane all'interno dell'entità olistica formata da essere umano e universo. E in seguito, usando la conoscenza ottenuta per trasformare noi stessi, attuare il cambiamento di paradigma dal regno dell'ineluttabile al regno della libertà. Lavorare per apprendere maggiormente del mondo (compreso il lavoro su sé stessi) e trasformarlo rappresenterebbe senza dubbio un movimento sociale. Per sviluppare la Scienza del qigong, la pratica di qigong deve quindi essere un movimento sociale; deve essere una pratica aperta e collettiva. Invece il qigong tradizionale dà importanza alla pratica individuale e la maggior parte delle persone pratica con l'idea di prender cura di loro stessi. Il genere umano è composto da un sistema altamente complesso e la pratica individuale non può ottenere risultati sulle funzioni vitali umane che hanno invece un significato universale. Per costruire la Scienza del qigong dobbiamo quindi raccogliere l'eredità della conoscenza tradizionale e adoperarci per creare una nuova pratica che sia adatta alla collettività. Ciò vuol dire che l'oggetto dell'allenamento di qigong dovrebbe trasformarsi da una pratica individuale a una pratica di gruppo, da qualcosa di segreto a una conoscenza comune, da un sistema chiuso a uno aperto, da un'attività utile per sé stessi ad una di mutuo beneficio (la formazione del campo di qi nella pratica di gruppo arreca benefici a tutti). Questo vuol dire che con lo spostamento dal qigong tradizionale alla Scienza del qigong avverrà anche una trasformazione dell'obiettivo dei praticanti che passerà dal "per me" al "per tutti".

Il qigong è il contenuto principale della Scienza del qigong, tuttavia la Scienza del qigong ha cambiato il contenuto del qigong sia in ampiezza che in profondità. Questa è la relazione fra i due.

iv. Lo Studio del qigong e la Scienza del qigong

La ricerca scientifica moderna ha provato la validità dei fenomeni del qigong. Un fenomeno del qigong è in realtà una manifestazione delle attività vitali umane a un livello più elevato; e il qigong può rappresentare il mezzo per raggiungere tale livello.

Come tutti sappiamo un essere umano è un sistema non lineare altamente complesso. Ci sono molti stati nascosti (stati afferenti alle CS) nelle funzioni vitali umane. Questi stati possono essere sviluppati con diversi metodi e indirettamente ciò vuol dire che il qigong stesso è un sistema con più livelli e aspetti. Ognuno di questi: livelli, aspetti e forme ha una relativa teoria e un proprio ordine.

Nel passato la pratica di qigong avveniva nel sistema "chiuso" (la pratica dipendeva in gran parte da essenza, qi e mente di ciascuno) e l'uso delle CS era proibito per prevenire il deflusso di qi. Era perciò impossibile a quel tempo poter fare ricerca usando le CS. Anche se molte forme di qigong avevano raccolto tantissimi dati sulla pratica e avevano creato teorie e metodologie, erano ancora molto lontane dalla creazione di una Scienza del qigong. Queste pratiche potevano solo ricadere nella categoria di Studio del qigong. Definiamo perciò "Studio del qigong" la conoscenza della metodologia, della teoria e dei principi del qigong. Possiamo quindi concludere che le differenze fra lo Studio del qigong e la Scienza del qigong sono le seguenti:

(i) Nello Studio del qigong, il soggetto è il qigong stesso. Questo studio è fatto con una specifica metodologia e una propria *weltanschauung* al fine di ricercare i metodi e i principi in grado di permettere alle attività vitali umane di raggiungere lo stato nascosto (lo stato afferente le CS).

Nella Scienza del qigong il soggetto di ricerca è l'ordine delle attività vitali umane all'interno dell'entità olistica di uomo e natura. Il qigong è solo il mezzo per condurre le ricerche, e non il soggetto delle ricerche stesse. Questa è la differenza fra Studio del qigong e Scienza del qigong.

Il principio che presiede la modalità con cui il qigong innalza le attività vitali umane nel raggiungimento dello stato latente (stato afferente le CS) è tuttavia anche una parte dell'ordine delle funzioni vitali umane. E' per questo che diciamo dunque che lo Studio del qigong è una sottocategoria della Scienza del qigong. Il qigong è il soggetto principale della Scienza del qigong, mentre lo Studio del qigong fornisce le basi metodologiche e la *weltanschauung* per la Scienza del qigong. Lo Studio del qigong è quindi il fondamento della Scienza del qigong ed entrambe condividono metodologia ed epistemologia.

(ii) Lo Studio del qigong ha una longa storia ed è una parte importante della civiltà cinese. Lo Studio del qigong è anche stato un catalizzatore per la civiltà cinese antica. Anche se la Scienza del qigong è altrettanto basata sulla civiltà cinese antica, è stata però sviluppata sullo sfondo della civiltà umana moderna entrando in contatto con la scienza moderna in modo sia sinergico che antitetico. Lo Studio del qigong e la Scienza del qigong hanno diversi contesti storici e diverse funzioni storiche.

(iii) Il qigong non è uno studio fenomenologico e tanto meno è una prescienza. Abbiamo già spiegato che lo Studio del qigong e la Scienza del qigong non sono un tipo di scienza così come viene definita dalla scienza moderna, ma al contempo non dovremmo considerare la conoscenza proveniente dal qigong come una semplice esperienza derivante dalla pratica, ignorandone il suo aspetto scientifico.

Il famoso scienziato aeronautico cinese Qian Xuesen nella sua relazione dal titolo *Sviluppare lo studio fenomenologico del qigong*, tenuta il 23 febbraio del 1986 durante un dibattito condotto dalla Società cinese di ricerca scientifica sul qigong, afferma che la medicina cinese ha un suo proprio sistema strutturale ed è una prescienza. Aggiunse inoltre che questi studi, che non erano ancora stati assorbiti nella struttura della scienza moderna, ma avevano sviluppato un loro proprio sistema, potevano solo essere definiti come prescienza. In seguito diede ulteriori dettagli sulla relazione fra conoscenza fenomenologica e prescienza.

Disse inoltre che la conoscenza fenomenologica è prescientifica in natura e definì la scienza fenomenologica uno studio dove possiamo osservare ciò che succede senza sapere come accade. Se prendiamo queste affermazioni come guida e scrutiamo nelle teorie cinesi antiche scopriamo allora che il qigong è molto più sistematico e molto più pratico della medicina cinese.

Lo studio del qigong antico combacia con la descrizione di prescienza. Lo studio del qigong antico non solo ha dato testimonianza dei risultati a seguito della pratica, ma ha anche fornito la spiegazione di come e perché questi sono accaduti. Tuttavia proprio per le restrizioni indotte dal contesto storico contingente il concetto non poté essere espresso in un linguaggio scientifico moderno. Lo Studio del qigong antico aveva una teoria associata e possedeva una metodologia ben strutturata, espressione dell'unione di *weltanschauung*, metodologia ed epistemologia al fine di trasformare le funzioni vitali. I praticanti di qigong del passato seguendo questo studio ebbero grandi successi; e per questo motivo riteniamo quindi che la conoscenza del qigong è lo studio del qigong antico. In realtà i resoconti sia del Centro di addestramento che del Centro di ricovero Huaxia di Zhineng Qigong hanno dimostrato che gli insegnamenti impartiti hanno raccolto i risultati sperati sia nella guarigione che nello sviluppo delle CS.

Nella sua relazione, Qian Xuesen conclude dicendo: «se fosse una scienza allora la teoria dovrebbe essere in grado di guidarne l'esecuzione provando ciò che è stato detto e asserito». Se ci atteniamo a questa definizione il qigong allora è veramente una forma di scienza e dunque la questione dello sviluppo di una scienza fenomenologica non dovrebbe affatto porsi per il qigong. Crediamo che la scienza fenomenologica che necessita di svilupparsi è la scienza di vita umana per il motivo che è solamente in uno stadio iniziale. Perfino le sue teorie e metodologie fondative sono in uno stadio nascente. La comprensione delle attività vitali umane è ancora molto limitata e quindi dovremmo cominciare dalla raccolta di dati, dalla conclusione delle scoperte, etc. Lo Studio del qigong e la Scienza del qigong non sono la stessa cosa e non dovrebbero essere scambiate come scienze di vita umana.

Sezione seconda: Metodologia ed epistemologia della Scienza del qigong

La Scienza del qigong possiede una metodologia, un'epistemologia e una fondazione dell'epistemologia uniche. Questo è principalmente il motivo della diversità con le altre scienze. Il soggetto di studio nella scienza moderna è sempre al di fuori della persona che conduce lo studio. La metodologia o i mezzi puntano tutti all'esterno verso il soggetto su cui la persona conduce lo studio. Abbiamo definito questo metodo: «metodo di ricerca estrovertita»», che è qualcosa di comune a molte persone. La Scienza del qigong è diversa perché il soggetto di studio e la metodologia puntano tutti all'interno sulla persona che sin dall'inizio conduce lo studio. Abbiamo chiamato questo metodo: «metodo di ricerca introvertita». Queste sono la metodologia e l'epistemologia peculiari della Scienza del qigong.

I. Compendio del metodo di ricerca introvertita

i. Cos'è il metodo di ricerca introvertita?

E' un processo dipendente dalle CS (incluse le abilità speciali innate) sviluppate attraverso la pratica di qigong per: capire, rafforzare e rinnovare le funzioni vitali. E' un metodo per capire e trasformare la relazione fra uomo e natura, e un metodo per capire e trasformare le caratteristiche della natura.

L'approccio di ricerca introvertita è il metodo fondamentale della Scienza del qigong per comprendere e trasformare il mondo, e appartiene quindi all'aspetto epistemologico della Scienza del qigong. L'aspetto applicativo dell'approccio di ricerca introvertita comprende i metodi per ricevere informazioni dall'esterno (le abilità di sentire a distanza, vedere attraverso le cose e altre percezioni extra-sensoriali) e i metodi per emettere informazioni (emettere il qi esterno, emettere mentalmente le informazioni e l'emissione della visione mentale). Questi metodi applicativi appartengono alla categoria della metodologia.

Anche se l'approccio di ricerca introvertita è stato per la prima volta enunciato dal Zhineng Qigong, non può però essere considerato come sua invenzione precipua perché si fonda sui fondamenti di ricerca introvertita dello studio del qigong. Quella che segue è una breve introduzione alla pratica di ricerca introvertita nelle forme tradizionali.

(i) La "ricerca introvertita" nelle forme tradizionali.

Sappiamo che la pratica di qigong apporta molti cambiamenti all'essere umano. Non solo può combattere le malattie, ma può anche sviluppare le abilità latenti. Quando la funzione percettiva di un praticante è progredita fino a un certo livello di sensibilità allora sarà possibile percepire le attività vitali interne al corpo, ovvero gli organi interni e le loro attività, il flusso di qi, i movimenti di apertura-chiusura del qi e perfino il tragitto del sistema dei meridiani con le relative funzioni. Con questo si intende la scena interna (*nei jing*), mentre il processo di percepire queste cose è chiamato visione interna (*nei shi*). Questo approccio di ricerca della conoscenza è chiamato invece ricerca introvertita (*nei qiu*). Durante l'epoca del qigong semplificato, prima delle dinastie Qin e Han, la ricerca introvertita significava ottenere il giusto qi, la giusta saggezza e l'abilità giusta attraverso un certo allenamento.

Qu Yuan (nato nel 340 a.C.) disse che: «... per l'interno, solo l'auto-esame può rafforzare la virtù, [questa] è la via per sapere come il qi corretto è stato ottenuto». Questa è con tutta probabilità la prima descrizione della ricerca introvertita, anche se gli antichi non la definivano come ricerca introvertita, ma come: «tornare a cercare sé stessi e solo dopo ricercare negli altri». Ci sono molte descrizioni di questo aspetto nei testi di qigong tradizionale e tutti indicano una sol cosa: "tornare verso il proprio Sé", ovvero intraprendere l'allenamento del qigong (che comprende la coltivazione della virtù) per migliorare virtù e abilità. E non solo, gli antichi scoprirono inoltre che la ricerca introvertita poteva sviluppare le CS. Nel testo *Lavoro interno* (Neiye) Guanzi dice: «Rimani ben concentrato, rimani connesso a ogni cosa. Riesci a rimanere concentrato? Riesci a unificarti? Puoi predire il bene e il male [fato] senza la divinazione? Puoi fermarti [dal ricercare all'esterno]? Puoi fidarti di te stesso? Puoi dire certe cose senza cercare [l'aiuto] degli altri? Riesci a farti bastare il tuo Sé? Pensa, pensa e di nuovo pensa. Senza arrivare [al risultato] spiriti e dèi daranno il messaggio. Non è l'opera di spiriti e dèi, ma l'estrema abilità del qi. Mantieni il corpo correttamente [la giusta postura]. Sangue e qi saranno stabili, rimani concentrato ascolta e non guardare nulla, lontano e vicino sono la stessa cosa, pensa per capire». Qui Guanzi indica chiaramente che si può predire la buona e la cattiva sorte senza l'aiuto di altri o della divinazione, ma attraverso la corretta pratica di ricerca introvertita. Spiega anche che l'abilità ottenuta è il lavoro del qi (estrema abilità del qi) e non l'opera degli spiriti (il soprannaturale).

Sebbene gli antichi conoscessero la funzione del meccanismo della ricerca introvertita, questa non era però largamente praticata. Ciò succedeva perché l'utilizzo delle CS avrebbe consumato alti livelli di energia limitando il progresso. Dicevano che questo lavoro era estenuante anche quando veniva usato per aiutare gli altri. Perfino Han Fei Zi (280 – 223 a.C.) che sosteneva di servire la collettività, parlava di questo approccio come «d'essenza della Via, ma la più folle». Il qigong in seguito divenne sempre più orientato verso la religione e i praticanti rincorrevano ogni modo per diventare dèi o buddha, con la proibizione di applicare le CS perché ritenute dannose per la pratica. Questo atteggiamento produsse il precetto di «conoscerle, ma non usarle (le capacità speciali)».

Possiamo quindi concludere che tradizionalmente la ricerca introvertita era solo il principio guida dell'insegnamento del qigong. Lo scopo principale era di ottenere il "qi corretto" per innalzare le funzioni vitali. Questo approccio apparteneva quindi alla categoria della pratica di qigong, mentre l'approccio della ricerca introvertita della Scienza del qigong si riferisce allo sviluppo delle CS attraverso la pratica della ricerca introvertita allo scopo di usare le CS coscientemente per studiare e cambiare le funzioni vitali umane e la natura. L'approccio di ricerca introvertita non è solamente metodologia ed epistemologia della Scienza del qigong, ma è anche epistemologia a livello filosofico. L'espressione «ricerca introvertita» ha un significato speciale nella Scienza del qigong.

(ii) Il significato di ricerca introvertita.
Nella Scienza del qigong la via principale per comprendere e trasformare sé stessi e il mondo avviene attraverso il processo di pratica del metodo di ricerca introvertita. La definizione di questo metodo è composta da due parti:

1. La ricerca introvertita durante la pratica di qigong consueta.
Per sviluppare le CS le persone normali devono cercare all'interno delle loro attività mentali per innalzare le loro attività vitali a un livello superiore. Questo è l'allenamento di concentrazione interna (allenamento di qigong). Questo approccio ha un obiettivo più chiaro rispetto alla comprensione dell'antichità di «ricercare all'interno nel proprio Sé». Solo con questo tipo di allenamento si sarà in grado di raggiungere uno stato mentale altamente stabile e sensibile privo di confusione. Quando lo stato delle CS avrà raggiunto un certo livello la persona potrà percepire il mondo esterno e apportarvi dei cambiamenti.

2. La ricerca introvertita durante l'esecuzione dell'approccio di ricerca introvertita.
Nelle normali attività quotidiane la nostra attenzione è all'esterno. Quando invece eseguiamo la tecnica di ricerca introvertita (CS) dobbiamo per prima cosa focalizzarci all'interno per raggiungere lo stato delle CS, e poi eseguire le CS al fine di ricevere o emettere un'informazione. L'attenzione principale è sulla gestione delle informazione da parte della mente durante lo stato delle CS. Più forte sarà l'abilità di concentrazione all'interno e migliori saranno i risultati. Siamo in grado di attuare dei cambiamenti nel mondo esterno nella misura in cui riusciamo a rimanere concentrati all'interno per raggiungere lo stato delle CS. Questa è una spiegazione più elaborata di quanto è stato detto tradizionalmente sul processo di esecuzione.

ii. Caratteristiche dell'approccio di ricerca introvertita

(i) Caratteristiche del percepire le cose.

Qualunque cosa percepita durante l'approccio di ricerca introvertita è in natura olistica. Questo comprende quattro aspetti.

1. Non dipende dai cinque sensi ordinari per ricevere informazioni dal mondo esterno, ma dipende dalla capacità delle CS di raccogliere istantaneamente le caratteristiche olistiche del soggetto senza passare dal pensiero logico.

2. Olismo dello spazio – non c'è alcuna limitazione di spazio nella percezione. La percezione a distanza e la guarigione a distanza sono due eccellenti esempi di questo aspetto.

3. Olismo del tempo – non c'è alcuna limitazione di tempo. Passato, presente e futuro si mostrano tutti allo stesso tempo. Esempio di questo è la precognizione.

4. Olismo di tempo e spazio – a questo livello la percezione non è limitata da tempo e spazio. Ogni cosa percepita esiste nella realtà. Ogni cosa percepita è lo stato normale di qualsiasi entità nell'universo la quale differisce dalla condizione fisica comunemente riconosciuta attraverso la percezione con le CO. Se si è in grado di percepire l'olismo di questo stato si potrà esercitare la tecnica della "telecinesi" (trasporto attraverso una massa solida). Un esempio è l'abilità di spostare delle cose presenti in una bottiglia sigillata.

Va detto che i livelli appena esposti rappresentano in modo graduale le percezioni dell'olismo da un livello basso a uno alto. Questi riflettono anche il livello della pratica delle CS di chi le esegue. Un altro punto degno di nota è che nell'esecuzione dell'approccio di ricerca introvertita, l'osservazione e la valutazione avvengono contemporaneamente. Tutto questo è importante per l'epistemologia. Nella scienza moderna l'indipendenza dell'osservazione (con riferimento all'indipendenza dal pensiero logico e dalla valutazione dell'esperimento mentre si conduce la ricerca) è sempre stata una questione ampiamente dibattuta. Questo problema non ci sarà nell'approccio di ricerca introvertita perché l'osservazione e la valutazione sono condotti contemporaneamente.

(ii) Caratteristiche nell'interazione col mondo esterno.

Questa non dipende dai vari organi fisici, ma fa uso delle CS per creare cambiamenti (senza connessione fisica) su di un oggetto. Esempi di questo aspetto è l'emissione di qi da parte dei maestri di qigong per apportar cambiamenti al corpo umano, agli strumenti, nei test di prova e nella telecinesi.

iii. Differenze fra l'approccio di ricerca introvertita e l'introspezione psicologica

Introspezione, in psicologia, significa esaminare le esperienze per ciò che le costituiscono o per i loro elementi. Fu questo un importante metodo di ricerca nello sviluppo della psicologia. Lo scopo dell'introspezione è di capire il proprio sé. William James (1842 – 1910) e Sigmund Frud (1856 – 1939, fondatore della psicoanalisi) erano entrambi molto esperti nell'introspezione ed entrambi crearono le proprie scuole di pensiero basate sull'introspezione.

Anche se l'approccio di ricerca introvertita e l'introspezione lavorano entrambe con l'attenzione all'interno non sono però la medesima cosa. Nell'introspezione lo scopo non è di innalzare le attività vitali al livello delle CS, ma di studiare e analizzare il processo psicologico; e questo è in natura una tipologia di pensiero ordinario e non straordinario. Alcuni (come William James) diedero testimonianza di una cosiddetta "esperienze delle vette" durante l'introspezione. Con questo ci si riferisce secondo la definizione di alcuni psicologi ai sentimenti improvvisi di intensa felicità, benessere e unificazione di tutte le cose. Queste esperienze sono accompagnate da un accresciuto senso di controllo su corpo ed emozioni e da un più ampio senso di consapevolezza, come se qualcuno fosse sulla cima di una montagna. L'esperienza potrebbe essere simile a uno stato meditativo, ma questo stato giunge spontaneamente e non tramite la propria iniziativa. E' per questo che in generale l'introspezione psicologica è una forma di processo cognitivo introvertito la cui metodologia però è diversa dalla ricerca introvertita della pratica di qigong. Il processo dell'approccio di ricerca introvertita avviene così: Concentrazione interna ⟶ funzioni vitali innalzate a livello delle CS ⟶ uso cosciente delle CS per studiare le funzioni vitali o il mondo esterno.

Come metodo per studiare il mondo, il segreto per l'approccio di ricerca introvertita è di innalzare le funzioni vitali al livello di CS. In assenza di queste condizioni un approccio non può essere definito come ricerca introvertita di qigong.

II. Praticabilità del metodo di ricerca introvertita

i. La ricerca introvertita, come approccio che rivela i segreti della vita, soddisfa i requisiti logici

Per gli esseri umani le misurazioni applicate allo studio di qualsiasi cosa dovrebbero essere appropriate al soggetto. Inoltre il livello di attività (mentale) del ricercatore dovrebbe essere superiore e più complesso di quello del soggetto. Questa è una logica epistemologica ben condivisa nella scienza moderna, ed è inoltre la base logica che permette agli esseri umani di condurre ricerche sulla natura delle attività di tutti i tipi di materia e di istituire vari settori di scienza. E' sempre per questa base epistemologica che molti ritengono che non sia ammissibile per un essere umano studiare le proprie stesse attività. Questo perché tutte le attività degli essere umani sono strettamente legate ai più alti livelli di attività vitali – attività mentali. Il soggetto della ricerca nella Scienza del qigong è il genere umano: l'entità olistica biologica di corpo, qi e mente. Lo studio della "mente" che si trova nel corpo e nel qi di questa entità al fine di rilevare le funzioni di corpo e qi, i quali a loro volta sono sotto il controllo della mente, non soddisfa la base epistemologica della scienza.

La ricerca introvertita è condotta durante uno stato di CS. In questo stato l'intensità delle attività vitali cambia (aumenta) naturalmente per permettere una più semplice percezione. Al contempo anche la sensibilità di percepire e riconoscere aumenta. L'attività mentale si trova a un livello più elevato e questo vuol dire che in tali condizioni è possibile studiare le attività vitali. In altre parole conduciamo un approccio di ricerca introvertita attraverso l'innalzamento delle funzioni vitali (in particolar modo dell'abilità di percepire la mente) ad un livello più elevato di quello normale e che si conforma così all'epistemologia della scienza moderna.

E' già stato provato in tutto il mondo che una buona pratica di qigong può cambiare la condizione mentale di una persona (l'attività mentale) in un livello diverso da quelli di veglia, sonno o ipnosi. Ci sono molti studi che sostengono questa tesi.[13] La pratica di qigong richiede di accedere a uno stato meditativo indipendentemente dal tipo di pratica. Le ricerche scientifiche moderne hanno mostrato che persino nelle persone che meditano per la prima volta si registra una diminuzione delle onda di tipo beta: segno che il cervello non elabora le informazioni con la solita frenesia. Durante lo stato meditativo le onde alfa hanno preminenza e si

---

13 A questo riguardo basta inserire nel motore di ricerca di Google la chiave di ricerca 'evidence of qigong' per essere inondati da una valanga di dati e informazioni.

diffondono dal lobo occipitale al lobo frontale. In questa situazione la mente entra in una modalità ordinata con un miglioramento delle sue funzioni. Questo stadio riposante rilassa il cervello e migliora le funzioni vitali che sono direttamente associate alla funzione cerebrale.

Tutti gli studi a cui abbiamo fatto riferimento sui fenomeni del qigong e sulle abilità speciali hanno mostrato che l'abilità di esecuzione dei maestri è strettamente legata allo stato di qigong o meditativo in cui si trovano. Queste esperienze hanno fornito un forte sostegno alla fondazione dell'epistemologia dell'approccio di ricerca introvertita.

La piena realizzazione dell'approccio di ricerca introvertita è stato limitato dai diversi metodi di pratica e dai livelli di pratica. Questo fatto ci dice che l'approccio di ricerca introvertita non ha la caratteristica di "ripetitività" delle tecniche della ricerca della scienza moderna. Per questo motivo alcuni potrebbero non accettarlo fra i metodi delle scienze riconosciute. Dobbiamo ammettere che l'approccio di ricerca introvertita ha i suoi limiti e la conoscenza acquisita attraverso di esso riflette solamente una piccola parte della complessa vita umana. Tuttavia non per questo dovremmo disfarci completamente dell'approccio di ricerca introvertita. Le ricerche moderne sul qigong sono principalmente studi sull'abilità dei praticanti di qigong acquisita attraverso il metodo di ricerca introvertita, e i risultati documentati provano solo una piccola parte dell'abilità dei praticanti di qigong. L'ambito della ricerca scientifica ha sicuramente limitato il contesto di comprensione del qigong. L'approccio di ricerca introvertita non solo soddisfa il nostro desiderio di studiare le attività vitali, ma aiuta inoltre vari altri campi.

ii. Realizzazione del metodo di ricerca introvertita

(i) Gli antichi, attraverso il metodo di ricerca introvertita, svilupparono la teoria del sistema dei meridiani e dei collaterali e la teoria di trasformazione del qi. Queste due teorie sono le teorie fondamentali della Medicina tradizionale cinese e della pratica di qigong tradizionale. Queste teorie sono state valutate e praticate per alcune migliaia di anni e la loro validità è stata provata dalla ricerca scientifica moderna. Il sistema dei meridiani è diverso dal sistema nervoso o dal sistema di circolazione sanguigna. Perfino gli strumenti della scienza moderna non sono capaci di rivelare la relazione e le basi del qi e dei suoi canali. Come è stato possibileq quindi scoprire tutto questo? E' stato forse un caso o una congettura azzeccata? No, fu il risultato della pratica di qigong e della realizzazione della ricerca introvertita. Anche i documenti dei praticanti dell'antichità hanno indicato questo aspetto. Negli *Annali completi della sacra benevolenza* (Sheng ji zong lun) compilati attorno al 1117 a.C. si dice: «chiudi gli occhi, guarda all'interno, sarà possibile vedere chiaramente i cinque organi, comprendi dove questi si trovano e i cinque organi si calmeranno … l'esterno è uguale all'interno e sarai anche capace di lenire i cinque organi e trattare gli altri». L'autore del *Compendio di Materia Medica* (Ben cao gang mu), Li Shizhen (1518 – 1593 a.C.) disse: «Visione interiore e canali di qi. Solo coloro che sono in grado di vedere all'interno saranno in grado di osservarli». Ovvero solo coloro che hanno praticato qigong e hanno sviluppato le CS saranno capaci di percepire i canali di qi e i cambiamenti di qi all'interno.

L'Iscrizione del pendaglio di giada sul meccanismo del qi (Xing qi yu pei ming), redatta all'inizio del periodo degli Stati combattenti, descrive chiaramente in sole 45 parole il processo del metodo orbitale il quale richiede ai praticanti di muovere il qi nei suoi canali. Questo ci dice che durante l'epoca degli Stati combattenti la pratica di qigong aveva raggiunto un livello piuttosto alto ed erano già stati raccolti gli elementi e l'esperienza che riguardavano il metodo orbitale. Per puro caso il metodo orbitale riguarda un tipo di lavoro che consiste nell'osservazione della trasformazione del qi e del sistema dei meridiani. La pratica orbitale dei meridiani è una delle varie forme del metodo orbitale che è anche conosciuto come il "trasportare il traghetto sul fiume" o il "trasporto dell'orbita". Il lavoro di base è diviso in due parti. La prima riguarda la coltivazione del qi, mentre la seconda è un lavoro sui canali. Il lavoro pratico avviene per mezzo di una certa tecnica respiratoria al fine di attivare la produzione di qi corporeo. Quando il qi è abbastanza forte l'area oggetto di concentrazione sarà stata scaldata. Quando il calore avrà raggiunto un certo grado inizierà a muoversi lungo un dato canale di qi. Quindi lavorando sul canale di qi la mente si focalizzerà attentamente sul movimento del calore. In generale il vaso concezione (*ren mai*) e il vaso governatore (*du mai*) sono i primi ad essere aperti ed essere "visti" (percepiti). Dopo di ché verranno percepiti gli altri sei canali (degli otto canali straordinari), i dodici canali ordinari, e tutto il resto. Inoltre verranno percepiti anche i movimenti del qi degli organi interni, i cambiamenti delle emozioni e la relazione fra uomo e natura. I tragitti, su cui si muove il qi, percepiti durante la pratica, sono i canali e i collaterali; mentre la percezione dei cambiamenti è il qi con le sue trasformazioni. Tutti questi fenomeni sono nel loro insieme definiti come scena interna (*nei jing*). La scoperta e la comprensione del sistema dei meridiani, degli organi interni, del qi e della sua trasformazione sono percepiti tutti durante la pratica di qigong.

Il punto di vista secondo cui la teoria del sistema dei meridiani e la teoria della trasformazione del qi furono sviluppati con la pratica di qigong tuttavia deve ancora essere largamente accettato dall'attuale cerchia medica cinese, nonché dagli storici. Un assioma in voga dice che queste teorie furono per caso sviluppate dagli antichi mentre manovravano degli strumenti o lavoravano. Molti credono che dopo un lungo periodo di osservazione delle reazioni provenienti dal picchiettare agopunti e canali, infine gli antichi giunsero alla scoperta del sistema dei meridiani. Anche se può sembrare sensato, molti studi che hanno tentato di trovare prove per dar credito a questo assioma per mezzo di stimoli luminosi, elettrici, sonori o meccanici non hanno avuto successo. Non si è nemmeno riusciti a percorrere il canale più corto del corpo durante questi esperimenti.

La civiltà cinese ha più di 5000 anni di storia ma la storia documentata per iscritto inizia solo nell'era degli Stati combattenti. Le scritte oracolari su ossa risalenti alla dinastia Shang (1766 – 1122 a.C.) erano dei semplici simboli usati durante preghiera e divinazione. La carta fu inventata durante la dinastia degli Han orientali (25 a.C. - 220 d.C.) e la stampa fu inventata ancor più tardi. A quel tempo il sistema dei trasporti era pessimo e gli spostamenti erano cosa molto difficile. Era impossibile quindi condurre scambi culturali su larga scala o conferenze accademiche. Fino agli anni '40 l'insegnamento della medicina cinese è sempre avvenuta tramite apprendistato e insegnamento personale. Era quindi impossibile per gli antichi cinesi scoprire o sviluppare la teoria del sistema dei meridiani attraverso la raccolta delle esperienze di picchiettare o con ferite accidentali. Questo conferma indirettamente che lo sviluppo della teoria del sistema dei meridiani e della teoria di trasformazione del qi è avvenuto grazie all'approccio di ricerca introvertita.

(ii) Le attuali ricerche
Negli ultimi anni sempre più persone praticano qigong. Molti hanno fatto esperienza dei fenomeni legati alla percezione dei canali, dei collaterali e della trasformazione del qi; in particolare coloro che praticano il metodo orbitale dei meridiani. Ci sono molti tipi di fenomeni legati ai canali. Nella micro/piccola orbita c'è un fenomeno secondo cui il qi risale il vaso governatore e scende lungo il vaso concezione; un altro in cui il qi sale in tre linee lungo la schiena e scende poi lungo il petto; c'è infine una combinazione dei primi due in cui il qi prima risale dal vaso governatore e ridiscende dal vaso concezione e poi esegue il tragitto in senso opposto, etc. Nella Grande orbita c'è un tipo di fenomeno in cui il qi sale dal vaso governatore e scende lungo il vaso concezione con l'aggiunta dei dodici canali ordinari. C'è né poi un altro che oltre a passare lungo i vasi

governatore e concezione scorre lungo i quattro arti. Un altro ancora risale dalla sorgente gorgogliante (l'agopunto *yongquan)* fino alla sommità della testa. Un altro ancora che scende dalla testa attraverso i canali nei quattro arti come il qi difensivo della medicina cinese. Oltre alla piccola e alla grande orbita c'è anche la cosiddetta Orbita piana laterale (*mao you zhou tian)* che parte dal *dantian* inferiore e dalla parte sinistra del corpo sale alla sommità della testa per poi ridiscendere dall'altro lato fino a raggiungere di nuovo il *dantian* inferiore. Esistono molte forme e inoltre alcune persone molto sensibili percepiscono l'esistenza dei canali di qi quando questi vengono stimolati. Nel 1979 Wang Boxiong insieme ad altre persone indusse alcuni soggetti in uno stato meditativo facendoli diventare sensibili al sistema dei meridiani. A seguito dell'esperienza i soggetti riferirono i meridiani che avevano percepito. Il successo dell'esperimento raggiunse l'85,89%. Naturalmente al giorno d'oggi ci sono molte prove scientifiche che confermano la teoria del sistema di meridiani e collaterali, che possono perfino essere monitorati usando una fotografia elettro-magnetica (la fotografia Kirlian).

iii. L'approccio di ricerca introvertita come strumento di ricerca della Scienza del qigong sarà padroneggiato e utilizzato su larga scala dalla gente

Le CS non sono prerogativa di pochi e gli esperimenti hanno confermato che le abilità speciali possono essere indotte attraverso l'allenamento. L'Università di Pechino ha condotto uno studio su 40 bambini di circa 10 anni d'età scelti a caso perché fossero sottoposti a un semplice e breve allenamento. A questi bambini, dopo che furono uniti a un altro gruppo di bambini con abilità speciali, venne chiesto di riconoscere forme e disegni mentre gli occhi erano bendati. Circa il 60% dei bambini riuscì a sviluppare vari gradi di lettura senza diretta visione. La Facoltà di addestramento per insegnanti di Pechino ha compiuto uno studio per provare che perfino la telecinesi può essere indotta. Il Laboratorio di ricerca ingegneristico sulle anomalie della Princeton University ha condotto molti studi per mostrare l'influenza della mente di persone normali sulla realtà fisica fornendo prove che le CS si trovano nelle persone normali. Nel 1978 furono fatti studi in cui dei soggetti scelti casualmente dovevano innalzare con l'uso della mente la temperatura di un termometro ad alta sensibilità (di una piccola frazione di grado) o di avvicinare fra di loro, sempre con la mente, due specchi (di una piccola frazione di millimetro), etc. Tutti questi esperimenti hanno mostrato che le persone normali hanno le stesse abilità dell'approccio di ricerca introvertita, solo che senza un allenamento di ricerca introvertita (allenamento di qigong) queste abilità rimangono molto deboli.

I resoconti del Centro di addestramento Huaxia di Zhineng Qigong ha mostrato che il 40% di coloro che avevano seguito un corso di addestramento della durata di tre mesi sviluppava la percezione extra-sensoriale in grado di diagnosticare altre persone, mentre il 5% aveva sviluppato l'abilità di percezione a distanza. Questi resoconti hanno indicato che l'uso delle CS sviluppate nelle pratica del qigong per lo studio del mondo non solo è cosa possibile, ma è anche realistico.

L'approccio di ricerca introvertita ha tuttavia i suoi limiti. Gli antichi potevano farvi affidamento per sviluppare solamente la medicina cinese o lo studio tradizionale del qigong e non invece per la Scienza del qigong. Questo perché appunto l'approccio di ricerca introvertita ha i suoi limiti. La percezione è limitata dalla conoscenza, dal livello di pratica del praticante, dalla caratteristica di scarsa chiarezza di ciò che è stato percepito e dall'arbitrarietà della mente del praticante. Indagheremo su come poter evitare questi problemi.

Nella Scienza del qigong per poter percepire il mondo oggettivo, la mente soggettiva degli esseri umani deve possedere due condizioni. La prima è l'abilità della mente soggettiva di riflettere e dare risposta a qualunque cosa venga percepita; mentre la seconda è il riconoscimento e la valutazione di ciò che è stato percepito da parte del modello di riferimento. Queste due condizioni, insieme, sono chiamate Sistema di riferimento del mondo soggettivo. Il Sistema di riferimento determina il livello di comprensione di una persona circa il mondo oggettivo.

(i) L'abilità di riflettere qualsiasi cosa venga percepita.
Questa è una funzione di un sistema nervoso di classe elevata; ovvero la caratteristica della nostra corteccia cerebrale (cioè la caratteristica di *yiyuanti*). L'abilità di riflettere il mondo oggettivo dipende dalla condizione di questa funzione. Una semplice analogia di tutto questo è rappresentato dallo specchio. L'accuratezza con cui uno specchio riflette un'immagine dipende dalla luminosità e anche della chiarezza dello specchio stesso. Senza luce lo specchio non è in grado di riflettere e d'altro canto se la superficie dello specchio non è sufficientemente chiara non può riflettere accuratamente l'immagine. La chiarezza e la sensibilità della mente sono come la chiarezza dello specchio. Per innalzare l'abilità di riflettere il mondo oggettivo dobbiamo lavorare sulla purificazione del nostro specchio, e la pratica di qigong è la soluzione.
(ii) Il Sistema di riferimento del mondo soggettivo di una persona.
L'abilità di riflettere fornisce solamente il requisito per percepire, ma per essere in grado di valutare e dare giudizi dobbiamo avere i criteri e gli

standard relativi di riferimento. Abbiamo quindi necessità di costruire un Sistema di riferimento del mondo oggettivo all'interno del nostro mondo soggettivo (negli aspetti sia materiale che spirituale). Il Sistema di riferimento è costruito dopo la nascita e durante il processo di vita. E' la trasformazione delle informazioni della civiltà umana all'interno del mondo soggettivo. Il Sistema di riferimento di una persona non è quindi solo limitato dal livello di civilizzazione in un dato momento storico, ma anche dal livello individuale di esposizione alla civiltà. Nei tempi antichi, quando il livello di produttività era basso, la pratica di qigong non poteva soffermarsi nei meandri dei vari campi di conoscenza. Il livello di civilizzazione era allora chiaramente semplice e rozzo, e questo determinava il contenuto del Sistema di riferimento. In generale il Sistema di riferimento del mondo oggettivo di una persona è il segno distintivo del mondo oggettivo e della cultura a cui è esposta.

Quindi anche se i maestri di qigong dell'antichità avevano innalzato l'abilità di riflettere (percepire) del loro mondo soggettivo, tuttavia non erano in grado di valutare in profondità il mondo oggettivo a causa del contenuto, ancora semplice e superficiale, del Sistema di riferimento. La superficialità del Sistema di riferimento condizionava e limitava l'abilità di comprendere il mondo oggettivo, impedendo così di cambiare le caratteristiche verso una percezione olistica del mondo. Questo è uno dei motivi per cui gli antichi costruirono la loro civiltà, ma furono incapaci di sviluppare una Scienza del qigong.

L'esplorazione della scienza moderna è entrata nei campi del microscopico, dell'ultra-microscopico, del macroscopico e dell'ultra-macroscopico. La cultura prodotta a seguito di queste esplorazioni si è espansa in vari campi. Questo è qualcosa che va oltre la portata degli antichi. La cultura scientifica e la cultura materiale sono state entrambe assorbite nel Sistema di riferimento degli esseri umani. E' ad esempio cosa nota e da tutti riconosciuta che il nostro sangue consista di globuli rossi e globuli bianchi e che il numero di questi globuli possa essere determinato dagli apparecchi medici. Oggi i praticanti di qigong possono quindi percepire cose che non erano immaginabili per i maestri di qigong dell'antichità. Ad esempio, Liu Tong, un laureato dell'Istituto di medicina cinese di Pechino è in grado di misurare la conta dei globuli rossi e dei globuli bianchi senza l'aiuto di alcuno strumento, ma solo basandosi sulla ricerca introvertita. Zheng Xiaoying della provincia di Zhejiang poteva usare le sue CS per identificare il brevetto delle onde elettromagnetiche. Tutto questo era impossibile per i maestri di qigong del passato. I praticanti di qigong moderni possono percepire accuratamente la condizione di una sostanza non perché loro stessi hanno raggiunto un livello di pratica più elevato di quello degli antichi, ma perché sono stati esposti alla scienza moderna che ha permesso alle informazioni relative di essere assorbite all'interno del Sistema di riferimento. Da quanto detto qui sopra possiamo concludere che lo studio antico del qigong si è basato sulla cultura antica, mentre la Scienza del qigong si basa sulla conoscenza scientifica moderna. Le diverse ere della civiltà umana hanno contribuito a creare delle differenze fra le due.

Come possiamo superare il problema delle caratteristiche di scarsa chiarezza, di casualità e di limitazione (dell'ampiezza di applicazione) dell'approccio di ricerca introvertita? Come già detto la caratteristica di scarsa chiarezza non è dovuta solamene dal livello di pratica, ma anche dal livello culturale che ha contribuito a formare il Sistema di riferimento del praticante. Oggi, se possiamo studiare la scienza moderna e comandarne l'aspetto tecnico, possiamo allora sviluppare un Sistema di riferimento che si basi sulla conoscenza scientifica moderna. Unendo a questa conoscenza di base un livello di pratica elevato saremo in grado di produrre risultati accurati. È esempio l'abilità di Liu Dong di leggere la conta dei globuli rossi e bianchi.

La cosiddetta arbitrarietà è determinata dal livello di pratica. Questo problema deve essere risolto dalla pratica. La Scienza del qigong sottolinea l'importanza dell'uso cosciente della mente. Con lo sviluppo di un Sistema di riferimento contenente la conoscenza scientifica, l'oggetto da percepire sarà più chiaro e l'arbitrarietà rimarrà limitata a ciò che viene percepito.

La cosiddetta limitazione (dell'ampiezza di applicazione) è dovuta alla caratteristica di complessità a più livelli e a più sfaccettature del sistema umano. Gli ambiti di ricerca introvertita sono limitati per le persone. Questo era vero nei tempi antichi come lo è ora. L'unico modo per risolvere questo problema è avere più praticanti di qigong e più persone che sviluppano le CS. Se un gruppo di persone potesse lavorare sistematicamente in modo da coprire i vari ambiti delle funzioni vitali valutando e compilando sistematicamente i risultati, allora saremmo in grado di produrre una conoscenza approfondita derivante dalla ricerca introvertita, ma che si basa sulla scienza moderna. Per questo, nel Zhineng Qigong diciamo "alza la bandiera della scienza, alza la bandiera dell'unità". Per sviluppare la Scienza del qigong su basi scientifiche dobbiamo riunire i praticanti di qigong e formare un gruppo coeso. Senza la scienza moderna come base, senza un grande gruppo di praticanti che sostenga l'approccio di ricerca introvertito, non c'è modo di fondare una Scienza del qigong.

III. I principi dell'approccio di ricerca introvertita – la metodologia

Lo studio e la trasformazione della natura, nonché la metodologia e l'epistemologia impiegate, sono strettamente correlate e determinate dalla nostra *weltanschauung*. L'approccio di ricerca introvertita della Scienza del qigong è anche la funzione del cervello umano (o *yiyuanti*). La percezione del mondo oggettivo attraverso la ricerca introvertita (CS) non è la stessa cosa del processo ordinario di apprendimento che avviene tramite gli organi di senso e il pensiero logico. Le percezioni attraverso le CS sono di natura dirette e olistiche; un processo simile all'intuizione e all'ispirazione.

Dalla prospettiva della Scienza del qigong, intuizione e ispirazione sono entrambi sviluppi spontanei delle capacità di ricerca introvertita: rappresentano il livello elementare della manifestazione delle CS. Tuttavia nella Scienza del qigong questa manifestazione dell'approccio di ricerca introvertita avviene tramite un processo cosciente. Anche se in entrambi i casi si ha un risultato in una frazione di secondo senza che intervenga il pensiero logico, nel secondo caso i praticanti hanno un'immagine più chiara. La pratica della ricerca introvertita della Scienza del qigong è cresciuta da un livello spontaneo a uno cosciente.

La conoscenza acquisita attraverso la ricerca introvertita andrebbe comunque sottoposta a un esame di attuazione e applicazione. Esaminare è un processo per cambiare il mondo e un processo di rafforzare la conoscenza. In quanto tali, nella Scienza del qigong l'epistemologia e la metodologia sono state integrate in una sol cosa: i processi di studio del mondo e di cambiamento del mondo. Per questo motivo l'esecuzione dell'approccio di ricerca introvertita dovrebbe avere una certa conoscenza di base e seguire certi principi.

i. Le CS sono il prerequisito

Questo è il modo per studiare e trasformare il mondo secondo la Scienza del qigong. Le CS potrebbero qui essere le abilità speciali innate o ancor più significativamente le CS sviluppate attraverso certe pratiche (principalmente la pratica di qigong). Il livello di allenamento di un praticante determinerà la profondità, l'ampiezza e l'accuratezza della percezione. E allo stesso modo determinerà grado e livello di accuratezza e attendibilità necessari a cambiare il mondo.

Da quanto detto poc'anzi possiamo affermare che l'importanza del livello delle CS in un ricercatore nella Scienza del qigong è simile all'importanza della conoscenza tecnica e degli strumenti impiegati da un ricercatore scientifico moderno. Il vantaggio della ricerca attraverso l'uso delle CS risiede nel fatto che quando si svolge una ricerca nella relazione della natura con l'entità olistica di corpo, qi e mente non si creano cambiamenti nel soggetto e vengono invece solo percepiti la sua natura, l'attività e la condizione. È un vero e proprio rispecchiamento della realtà. Tuttavia dal momento che la percezione di ricerca introvertita dipende grandemente dalla conoscenza relativa al soggetto e dal livello di CS del ricercatore, allora, per questo motivo, esistono dei limiti. Inoltre la nostra attività mentale influisce direttamente sulle nostre attività vitali, per cui qualunque cosa percepita potrebbe essere influenzata dalla metodologia della pratica. Questo è un problema dell'approccio di ricerca introvertita. L'unico modo per risolvere questo problema è che, a guidare la Scienza del qigong, ci sia un grande gruppo di praticanti.

ii. L'esecuzione dell'approccio di ricerca introvertita è il processo di elevazione delle attività vitali

Nella Scienza del qigong l'esecuzione dell'approccio di ricerca introvertita è di per sé un processo di allenamento in quanto nell'esecuzione stessa si innalzano le abilità e si migliorano le attività vitali del praticante.

(i) Uno dei principali compiti della Scienza del qigong è di ricercare nel processo e nell'ordine del livello di salute del corpo umano. La ricerca è fatta a più livelli. Innanzitutto una persona deve praticare (focalizzandosi all'interno) per rafforzare le proprie funzioni vitali. In questo processo la sensibilità della percezione verrà innalzata (sviluppo delle CS) e verrà fornito uno strumento per percepire le attività vitali. Il processo di percezione della attività vitali è un alto livello di attività mentale. Più alto è il livello di sensibilità della percezione (che corrisponde a un alto livello di CS) e più grande sarà la possibilità di apprendere sulle attività vitali; e ciò include la possibilità di migliorare le funzioni vitali stesse. Il processo di ricerca introvertita è al contempo un processo di studio e un processo di cambiamento del nostro corpo. E' un processo che migliora l'abilità di capire noi stessi e il processo di cambiamento di noi stessi.

(ii) Sotto la guida della Teoria olistica *hunyuan*, perfino l'uso delle CS, per percepire o creare cambiamenti in un soggetto esterno, è un modo di allenamento e un processo di elevazione del livello di pratica. Il Zhineng Qigong ha cambiato la via di allenamento tradizionale dando importanza sia alla pratica del nostro qi (il qi corporeo interno) sia alla pratica del qi esterno (qi primordiale). E' importante poter utilizzare a nostro favore il qi della natura e di conseguenza è fondamentale un allenamento che insegni a mobilizzare il qi esterno. Attuare dei cambiamenti in un soggetto esterno è, nell'approccio di ricerca introvertita, il processo di mobilizzare il qi esterno, il quale, per portare a termine un compito non intacca il nostro qi corporeo.

Ancora una volta i resoconti del Centro Huaxia di recupero di Zhineng Qigong hanno mostrato che gli insegnanti che si impegnavano nella guarigione o nell'insegnamento attraverso il campo di qi erano anche quelli che progredivano più velocemente. Proprio per l'utilizzo del qi esterno, l'applicazione delle CS per la percezione degli oggetti esterni non danneggia il qi interno (corporeo). Al contempo questo permette alla mente di rimanere meglio connessa allo *hunyuan* qi, e questo è di aiuto all'elevazione del livello di pratica.

iii. L'approccio di ricerca introvertita deve fondarsi sulle conoscenze della ricerca estrovertita

Con "conoscenze della ricerca estrovertita" ci si riferisce qui alla scienza moderna, agli studi filosofici, alla conoscenza comune quotidiana. Tutte queste conoscenze sono sviluppate attraverso i comuni organi di senso. Nella comparazione fra CO e CS, le CO potrebbero apparire "parziali" perché le informazioni raccolte sono limitate ad alcuni aspetti del soggetto, tuttavia l'approccio di ricerca introvertita dovrebbe averle entrambe come suo fondamento. L'ampiezza e la profondità della percezione attraverso le CS dipende grandemente dal livello della conoscenza nelle capacità ordinarie. Ad esempio, anche se il livello di CS dei maestri del passato non era più basso di quello di oggi, tuttavia vissero in un tempo in cui scienza e conoscenza tecnica erano a un livello molto basso. La conoscenza di base era perciò piuttosto stretta e superficiale: potevano solo percepire il mondo basandosi sulla conoscenza disponibile senza andare in profondità.
Questo succedeva perché:

(i) Anche se le CS possono percepire le cose in un modo più profondo e ampio, nel processo di percezione dipendiamo dagli ordini della mente che per focalizzarsi sull'obiettivo si basano sulla conoscenza costruita sulle CO. Se non possediamo la conoscenza adeguata non c'è modo di raggiungere il risultato.

(ii) Anche se le CS possono raccogliere ogni sorta di informazione, l'abilità di raccogliere quella giusta necessita della valutazione della mente che si basa sui dati in possesso del Sistema di riferimento basato anch'esso sulle CO. Anche se le CS hanno fornito il sostegno necessario per molte creazioni e invenzioni, tutte queste hanno avuto come base la conoscenza delle CO.

(iii) Effettuare cambiamenti su di un soggetto per mezzo delle CS richiede altresì la conoscenza delle CO come base, senza la quale non c'è alcuna possibilità di scaturire dei cambiamenti.

(iv) La valutazione dell'efficacia delle CS nella ricezione e nell'emissione di informazioni ha bisogno di essere confermata dalla ripetizione da parte di altri praticanti, e anche dall'aiuto della conoscenza delle CO. Abbiamo ad esempio bisogno di un misuratore della pressione per confermare se la pressione sanguigna di un malato si sia effettivamente abbassata per mezzo di una guarigione ricevuta col qi esterno.

Da quanto esposto sopra è abbastanza chiaro che l'approccio di ricerca introvertita della Scienza del qigong non è semplicemente una ricerca introvertita, ma è l'unione di questa con la conoscenza derivante dalla ricerca estrovertita. E non solo, i dati raccolti dall'approccio di ricerca introvertita hanno bisogno anche di passare attraverso il processo di analisi del pensiero logico con: deduzione, conclusione, etc., ovvero i processi basilari dell'approccio di ricerca estrovertita. Altrimenti sarebbe molto difficile avere un quadro chiaro della situazione.

Sezione terza: Due modi per studiare e cambiare il mondo

Il livello ad oggi raggiunto dal genere umano è il più alto livello di produzione dell'universo. L'esistenza degli esseri umani e la loro funzione sono parte dell'evoluzione dell'universo. L'essere umano è parte dell'universo, e quando perciò studia e apporta trasformazioni all'universo ciò che in realtà avviene è lo studio e la trasformazione da parte dell'universo stesso. All'interno di questo universo ci sono due approcci diversi, ma complementari. Uno è l'approccio di ricerca introvertita della Scienza del qigong, che chiamiamo Scienza della ricerca introvertita o Scienza delle CS. L'altro è quello della scienza moderna che si basa sulle CO (gli organi di senso, il corpo fisico e le sue estensioni – gli apparecchi scientifici) o approccio di ricerca estrovertita. La chiamiamo Scienza di ricerca estrovertita o Scienza delle CO perché nel processo di ricerca la mente è per natura rivolta all'esterno. Tutte le scienze sviluppate in questo metodo sono chiamate scienze di ricerca estrovertita o scienze delle CO. L'approccio di ricerca estrovertita non è semplicemente il metodo fondamentale della scienza moderna, ma è anche il mezzo che ci permette di rapportarci alle nostre attività quotidiane, qualcosa a noi familiare.

L'approccio di ricerca introvertita fu disponibile sin dai tempi antichi, ma si sviluppò in una metodologia scientifica solo negli anni '80, in un momento in cui la scienza di ricerca estrovertita aveva raggiunto un livello altamente sistematico. L'approccio di ricerca introvertita è ancora qualcosa di nuovo, e quindi, per uno sviluppo e un uso corretti, dobbiamo comprendere il contenuto dell'approccio della ricerca estrovertita e la relazione che questo ha con l'approccio di ricerca introvertita.

I. Introduzione all'approccio di ricerca estrovertita

Sono molte le metodologie dell'approccio di ricerca estrovertita (scienza moderna), anche se con la guida del materialismo dialettico possiamo identificare che il loro processo (il processo in cui si fa uso delle CO per interagire col mondo esterno) consiste di due aspetti: l'attività pratica e l'attività mentale.

L'attività pratica è il processo in cui il ricercatore interagisce con il soggetto, incluso il processo di osservazione. Con osservazione qui si intende l'uso di tutti i normali sensi (escluse quindi le CS) e gli strumenti atti allo studio dei fenomeni della natura e delle condizioni che apportano i cambiamenti. Un esperimento è un piano (include il soggetto, gli strumenti, il mezzo, etc.) per lo studio e la ricerca di un soggetto in relazione a un certo atteso risultato. I dati disponibili attraverso la parte pratica sono solamente il materiale di base. Per giungere a una corretta conclusione è necessario applicare un giusto processo mentale; e ciò include l'induzione, la deduzione e l'abduzione.

L'induzione è nel suo significato principale la teoria basata su di una solida ricerca e sull'osservazione. Uno scienziato osserva qualcosa, forma un ipotesi, esegue alcuni esperimenti per verificare l'ipotesi e, quando tutto è stato detto e fatto, crea una teoria. Indubbiamente questa sembra la via più pura per mettere in atto la scienza.

Il metodo scientifico di deduzione è naturalmente il polo opposto del metodo induttivo. Uno scienziato inizia con una teoria (che di solita è stata oggetto di critiche) ed esegue quindi degli esperimenti e delle osservazione per testare la teoria.

L'abduzione o inferenza, è un metodo di ragionare in cui si sceglie l'ipotesi che meglio spiega la prova relativa, posto il fatto che l'ipotesi sia vera. Il ragionamento inizia da una serie di fatti accertati e inferisce le migliori spiegazioni o quelle più plausibili.

In realtà i tre metodi di inferenza devono integrarsi l'un l'altro. L'abduzione sembra essere creativa e fornisce la possibilità di essere provata. L'induzione invece fornisce un dato di fatto, mentre la deduzione dà una logica necessaria.

Quanto detto qui sopra sono i principi dei processi mentali e pratici (processo valutativo). Nella ricerca scientifica attuale i processi mentali e pratici sono mescolati insieme. Guardando alla storia e alla condizione della scienza moderna possiamo distinguere due categorie. Ci sono due aspetti sui metodi di sintesi e analisi. Uno riguarda il modo di pensare, mentre l'altro riguarda il metodo di ricerca scientifico. Qui faremo riferimento al secondo.

i. Il metodo di analisi
Il metodo di analisi è un processo di frazionamento di un argomento complesso o di una sostanza in parti più piccole per acquisirne una comprensione migliore. L'idea alla base è la convinzione che la struttura e la natura di un'entità sono costituite da parti. L'aspetto saliente della ricerca è sulle parti e sulla relazione fra di esse. Quando si studia una data parte questa viene isolata, ma per prevenire una perdita di *performance* viene rafforzata la relazione con le altre parti. Gli esperimenti sono condotti e stilati sotto il controllo di una tecnica. La metodologia dell'analisi appartiene al "costruzionismo", ovvero la principale direzione della ricerca scientifica moderna. Nello studio della scienza vitale viene chiamato "riduttivismo", ovvero la riduzione delle funzioni vitali dall'attività mentale all'attività fisiologica, riducendo l'attività fisiologica ai vari livelli di: sistema, organo, tessuto, cellula, molecole biologiche fino al livello di attività fisica e chimica.

L'analisi non solo ha costruito la scienza moderna, ma ha anche portato alla scoperta del DNA: la struttura più fondamentale della vita. Il metodo di analisi non può tuttavia rivelare il segreto dei processi vitali perché le strutture vitali non corrispondono alle funzioni vitali. La struttura del DNA è ancora intatta in una cellula morta, ma una cellula morta non manifesta più le sue funzioni vitali. E ovviamente se non possiamo rivelare la funzione vitale di una singola cellula non possiamo aspettarci di rivelare alcunché di un sistema complesso.

ii. Il metodo di sintesi

Il termine sintesi è usato in molti campi ed è un processo in cui due o più preesistenti elementi si combinano a formare qualcosa di nuovo. Questo metodo è stato a disposizione della ricerca scientifica per un lungo periodo, ma è diventato popolare quando la ricerca ha iniziato a occuparsi di entità olistiche complesse.

Nel metodo di sintesi l'accento non è posto sullo studio delle parti, ma sull'insieme costituito dalle parti che interagiscono. L'idea è che l'insieme (l'entità olistica) sia più grande della somma totale delle parti, e che la parte di un'entità non sia uguale a una sua singola parte. Seguendo l'idea del metodo di sintesi possiamo concludere che:

(i) L'analisi verosimilmente rivela la vera e completa entità olistica di un soggetto;
(ii) La *performance* e l'ordine delle attività di un'entità olistica non sono legate alla struttura dell'entità.

E' quindi possibile stabilire il modello di ricerca secondo obiettivi e bisogni, senza preoccuparsi della sua struttura. Apparentemente il modello è determinato dall'obiettivo ed è in natura casuale. Questo metodo di studio è chiamato metodo di sintesi. I metodi di studio della Teoria di sistema e della Teoria di controllo appartengono a questo modello e sono nella loro metodologia olistici.

Mentre il metodo di sintesi ha avuto successo nello studio di soggetti complessi, i suoi studi sulle attività vitali sono invece ancora deludenti. Anche se la Teoria della struttura dissipativa, la Sinergetica e la Teoria delle catastrofi hanno ampliato l'ambito degli studi su natura e società, non sono però in grado di rivelare granché circa le attività vitali, e in particolare le attività vitali umane. Questo a causa della grande casualità e soggettività dell'attività mentale umana.

Anche se fra i metodi di analisi e di sintesi, metodologia e soggetto di studio sono in contraddizione, i loro principi di base sono uguali. Entrambi seguono il dualismo in cui mente e materia sono trattati come due entità diverse.
In questo si segue la filosofia greca antica dell'Eleatismo in cui il mondo veniva separato nei domini spirituale (mentale) e materiale. Il dominio spirituale appartiene al soprannaturale (dèi e deità), mentre il mondo materiale apparteneva agli umani. Da allora mente e materia, nel lavoro scientifico, sono separati: e la separazione fra mente e materia è la base

dell'epistemologia e della metodologia della scienza moderna. Nella ricerca scientifica moderna sia il costruzionismo (metodo di analisi) sia l'olismo (metodo di sintesi) sono impiegati col pretesto che mente e materia sono due sfere separate e in contraddizione. Per questo motivo, dal punto di vista della scienza moderna avere la mente (ovvero la mente del soggetto o della persona che conducono l'esperimento) coinvolta nell'esecuzione dell'esperimento, così come avviene nella Scienza del qigong, è inaccettabile.

II. Le relazioni dialettiche fra gli approcci di ricerca estrovertita e introvertita

Da quanto detto sopra sembra che gli approcci di ricerca estrovertita e introvertita siano completamente diversi e in natura antitetici. I praticanti di qigong del passato sostenevano perfino che si dovesse rinunciare conpletamente alla ricerca estrovertita per giungere allo stadio della ricerca introvertita. Sebbene si contraddicano l'una con l'altra, tuttavia si completano a vicenda.

i. Contraddizione e complementarietà

(i) La contraddizione.
1. Contraddizione nei termini del meccanismo da percepire.
L'approccio di ricerca introvertito dipende dalle CS per la percezione olistica di un soggetto (olismo dello spazio, olismo del tempo e olismo dello spazio-tempo). L'approccio di ricerca estrovertita dipende invece dalle CO, che a loro volta dipendono dai vari organi di senso, per la percezione dei vari aspetti di un soggetto. Ad esempio gli occhi possono solo riconoscere le onde elettromagnetiche (onde luminose) di una certa lunghezza; le orecchie possono solo percepire certe onde sonore provenienti da una vibrazione meccanica; il naso e la lingua possono solo percepire alcune proprietà chimiche; la pelle sente solo dolore, temperatura, levigatezza, etc. Gli strumenti scientifici moderni hanno ampliato l'abilità dei vari organi di senso ad un livello che ci ha permesso di studiare lo spazio dell'universo o la dimensione atomica delle sostanze. Tuttavia qualunque cosa rilevata dagli strumenti è pur sempre solo una parte del soggetto. Un radar può ad esempio ricevere una più ampia banda di onde elettromagnetiche rispetto agli occhi, ma il radar rimane pur sempre un apparecchio che rileva solamente onde elettromagnetiche. Nessuna delle apparecchiature scientifiche moderne può rilevare le molteplici caratteristiche di un soggetto.

2. Contraddizione nel processo di percezione.

L'approccio di ricerca estrovertita dipende dalle CO e può solo ricevere informazioni di una parte del soggetto. Al fine di avere quindi una comprensione completa e realistica, le informazioni raccolte devono passare da un'elaborazione mentale. Questo perché gli organi di senso ordinari possono solo raccogliere un tipo di informazione: un aspetto specifico di un soggetto. Ciò che fa la scienza è rivelare e confermare le relazioni fra le informazioni raccolte dai vari organi di senso.

Nell'approccio di ricerca estrovertita i processi di osservazione e di valutazione (pensiero) sono separati. L'approccio di ricerca introvertita invece dipende dalle CS per il riconoscimento di un soggetto; questo perché, per raccogliere le informazioni olistiche (il messaggio completo) di un soggetto, non occorre un processo che passi per la valutazione (processo cognitivo) al fine di ottenere una completa e realistica comprensione. Nell'approccio di ricerca introvertita osservazione e valutazione accadono nello stesso istante.

3. Contraddizione nelle basi metodologiche.

Le basi della metodologia dell'approccio di ricerca estrovertita sono fondamentalmente due: 1) il dualismo in cui mente e materia sono sfere separate e 2) la visione secondo cui lo studio scientifico dovrebbe essere privo di fattori mentali. Le basi della metodologia dell'approccio di ricerca introvertita sono il monismo dell'olismo materialistico. La percezione e l'attuazione (ciò include la creazione di cambiamenti nel soggetto) nell'approccio di ricerca introvertita dipendono dalle CS: le attività mentali speciali. In ogni passaggio dell'approccio di ricerca introvertita è richiesto il lavoro della mente.

(ii) Complementarietà

1. Complementarietà nell'abilità di percepire

Anche se le CS hanno molti vantaggi rispetto alle CO, hanno dei limiti. Ad esempio, nello studio macroscopico o microscopico di un soggetto l'attuale livello delle CS non è ancora sufficientemente preparato, tuttavia questo tipo di studio è già stato eseguito dalla scienza moderna. Mentre l'approccio di ricerca estrovertita può basarsi su vari strumenti per espandere le proprie abilità non è però ancora in grado di studiare olisticamente le caratteristiche di un soggetto. Unendo i due approcci verrebbero enormemente ampliate la percezione e la rivelazione di una parte di un'entità olistica, delle proprietà olistiche di una parte in un entità e delle relazioni olistiche fra le parti.

2. Complementarietà negli studi delle scienze

L'approccio di ricerca estrovertita ha ottenuto grandi successi nei mondi della fisica e della chimica, ma ha mancato il progresso nelle scienze vitali. Il metodo di analisi ha scoperto la struttura del DNA, ha completato la mappatura del genoma umano, ma non è ancora stato capace di rivelarci i segreti della vita.

La struttura del DNA di una cellula morta è integra quanto la struttura di una cellula viva con l'unica differenza che la prima non è in grado di replicarsi: indice del fatto che la struttura del DNA è solo il materiale di base della vita e non la vita stessa. Anche se il metodo di sintesi ha ottenuto grandi successi nella biologia, nelle scienze sociali e nell'ingegneria, allo stesso modo ha fallito nelle scienze vitali.

Il famoso fisico Walter Elsasser (1904-1991) dalla nozione della complessità astronomica di una cellula ha dedotto che l'indagine di una catena causale di eventi in un sistema biologico raggiunge un punto limite in cui il numero di possibili input nella catena sovrasta la capacità da parte dello scienziato di poter fare previsioni, anche con l'aiuto dei più potenti computer. Ilya Prigogine (1917-2003), premio Nobel e chimico belga di origini russe, nel suo libro *From Being to Becoming* (1980) riporta una nota dal suo lavoro sulle strutture dissipative, sui sistemi complessi e sull'irreversibilità: «ad oggi non siamo ancora in grado di sapere come avvenga l'unificazione dell'olismo».

Ciò corrisponde a verità. Oggi possiamo clonare rane, topi e perfino pecore o cani. In questo processo il nucleo del DNA viene estratto da una cellula e impiantato in una cellula uovo non fecondata da cui è già stato rimosso il preesistente nucleo (non viene impiantato in altre cellule, ma all'interno della cellula uovo non fecondata). Perché l'impianto in altre cellule non è stato portato avanti? Questo mette in evidenza che l'attività vitale non è determinata unicamente della struttura del DNA, ma è qualcosa di più complesso.

Con una mole così grande di coni d'ombra nelle attività vitali, anche il metodo di sintesi nel sistema teorico non può far molto. Sadovski V. N. (famoso scienziato russo dei sistemi) insieme ai suoi colleghi ha indicato che la soggettività, la casualità, l'accidentalità e la creatività non-logica della mente umana limitano l'applicazione delle tre teorie (teoria dei sistemi, teoria di controllo e teoria dell'informazione). Coloro che non credono a questa tesi possono provare ad applicare il metodo di sintesi della teoria dei sistemi per condurre uno studio sulle attività vitali.

Nessuno ha fatto qualcosa di simile fino ad ora. Per studiare un sistema complesso dobbiamo innanzitutto misurare e quantificare il sistema, ma per ottenere le relative misure abbiamo bisogno di studiare il sistema. Com'è quindi possibile ottenere le necessarie misurazioni prima di conoscere il sistema?

All'opposto l'applicazione dell'approccio di ricerca introvertita allo studio delle attività vitali, in particolar modo alle attività vitali umane, ha innumerevoli vantaggi: si possono percepire le attività vitali direttamente usando le CS con il naturale limite di una percezione elusiva e incerta. Tuttavia con una conoscenza strutturale dell'approccio di ricerca estrovertita del sistema umano, degli organi, dei tessuti, delle cellule, etc. (ovvero se il praticante che conduce l'esperimento per mezzo di CS possiede tali conoscenze nelle CO) allora si è in grado di risolvere i problemi di entrambi (CS e CO).

3. Complementarietà del meccanismo per apportare cambiamenti su di un oggetto.

Come tutti sappiamo nella materia solida ci sono tre aspetti: la materia (forma fisica), l'energia e l'informazione. Nel processo di produrre un effetto su un soggetto l'approccio di ricerca estrovertita si affida a materia ed energia per produrre questi cambiamenti. L'informazione è solo qualcosa di allegato. Nelle CS la produzione di un effetto sul soggetto dipende principalmente dall'informazione, mentre materia ed energia sono solo degli allegati. Nell'applicazione della Scienza del qigong, all'interno del qigong dell'ingegneria, uniamo questi due concetti e cerchiamo di produrre dei cambiamenti sul soggetto usando tutti e tre gli aspetti.

ii. Completarsi a vicenda e avanzare insieme

Il materialismo dialettico ci dice che la nostra abilità di percepire il mondo ha un ampiezza che va dal percettivo al logico. Apprendiamo dei diversi aspetti del soggetto attraverso gli organi di senso (o degli strumenti) e tutte le informazioni raccolte passano attraverso un processo cognitivo logico per essere astratte e produrre la vera natura e la corretta immagine del soggetto.

La teoria dei sistemi della scienza moderna ha rivelato che ogni cosa è un'entità olistica e che l'entità olistica è più grande della somma totale delle parti. Ciò vuol dire che la caratteristica dell'olismo non è la sommatoria delle caratteristiche di tutte le parti, ma esiste un contenuto speciale che è l'indicatore (il segno) fondamentale di un soggetto. L'indicatore permette al soggetto di essere riconosciuto come un'entità diversa dalle altre entità e anche diversa dalle sue parti individuali.

Ma se ciò corrisponde al vero come è stato possibile per l'essere umano giungere alle giuste risposte attraverso la comprensione delle caratteristiche delle parti individuali di un'entità olistica? Il processo di creazione e invenzione è sempre stato uno studio filosofico per la scienza moderna. Crediamo che ottenere una vera creazione o invenzione con le sole CO sia estremamente difficile. È difficile dare una valutazione e un giudizio di un'entità sconosciuta (invenzione) affidandosi semplicemente alla conoscenza e alla logica ottenute nel passato perché la logica conosciuta non costituisce le caratteristiche di ciò che è invece non conosciuto. Se il processo di valutazione e giudizio consta invece di tutte le caratteristiche del soggetto, allora l'entità non è una vera creazione o invenzione. Se la valutazione e il giudizio accurati non sono stati il prodotto del pensiero logico allora cosa può averli creati? La nostra risposta è semplice: il processo di pensiero straordinario delle CS. È il pensiero olistico che non si basa sulla valutazione logica.

Le creazioni e le invenzioni di molti scienziati sono state ottenute attraverso l'ispirazione (che include "il sogno ad occhi aperti"). Ovviamente l'ispirazione non appare dal nulla, ma è fondata sulle conoscenze di base delle CO. Il processo di apprendimento può essere riassunto in questo modo: ciò che viene ottenuto attraverso le CO è il dato quantitativo delle caratteristiche e una parte dell'entità. Ciò che viene percepito attraverso il pensiero straordinario delle CS è la caratteristica qualitativa olistica di un entità. Il primo è un cambiamento progressivo (di percezione), mentre il secondo è un cambiamento improvviso (di percezione). Tuttavia dopo che è stato appreso ciò che era ignoto, le conclusioni vengono fatte nella sfera delle CO. Il modo con cui gli esseri umani riconoscono il mondo oggettivo avviene in un modo complementare sia attraverso le CO che con l'aiuto delle CS.

Se gli scienziati moderni e i filosofi della scienza capissero il modo in cui il pensiero straordinario delle CS agisce sarebbe per loro molto più semplice risolvere i problemi. La Scienza del qigong fornisce le basi e la praticità per la relativa teoria e metodologia.

Sezione quarta: Obiettivi dello sviluppo della Scienza del qigong

Il qigong e la Scienza del qigong in termini dei loro contenuti differiscono enormemente. Da qui risulta perciò che lo sviluppo della Scienza del qigong è molto importante e ancor più significativo.

Da questo capitolo abbiamo appreso che la nostra cultura scientifica è fondata principalmente sulle CO e, anche se le CS hanno dato una spinta cruciale in molti campi, rimane di natura spontanea e non cosciente. La Scienza del qigong può cambiare l'incertezza e la natura passeggera dell'ispirazione. Attraverso la pratica del qigong l'ispirazione può essere trasformata in CS stabili e controllabili. Questo permetterebbe agli esseri umani di fare uso delle CO e delle CS in modo cosciente per progredire così a un più alto livello di civilizzazione.

I. Favorire lo sviluppo della scienza moderna

i. Favorire un più ampio e profondo sviluppo della ricerca scientifica moderna

Le CS della Scienza del qigong possono fornire la direzione e il materiale per la ricerca scientifica moderna.

(i) Coloro che possiedono le CS possono controllare in una certa misura le proprie o le altrui attività vitali. Questo può essere materiale per la ricerca scientifica moderna. La bio-elettricità, il magnetismo biologico, la luce biologica, il suono biologico, etc. riscontrabili nei praticanti con CS, possiedono ad esempio caratteristiche che non sono riscontrabili nelle persone normali. I praticanti con CS sono capaci di: telecinesi, trasformazione della materia, etc. Va da sé quindi che una ricerca condotta su questi fenomeni ci aiuterebbe a comprendere le attività vitali a un livello più alto.

(ii) La percezione olistica per mezzo delle CS di un'entità o di una sua parte, nonché l'idea generale ottenuta con il pensiero straordinario, dà la direzione per la ricerca scientifica moderna. Tutto ciò fornirà al metodo di analisi un numero maggiore di linee guida e di condizioni sperimentali. Contemporaneamente, con più argomenti e un piano completo, anche il metodo di sintesi ridurrà la sua arbitrarietà.

ii. Promuovere il cambiamento di ideologia della scienza

I meccanismi meccanici che hanno iniziato a svilupparsi pienamente nel XVI e nel XVII secolo hanno prodotto la filosofia del materialismo meccanico. E con la rapida comparsa di chimica, magnetismo e ottica la scienza sperimentale che difendeva l'analisi si sviluppò velocemente rivelando molti segreti di questo mondo e aiutando a fondare la scienza classica. Il processo di sperimentazione e i risultati del metodo di analisi sono semplici da condurre e da valutare con le CO. Questo è uno dei motivi del rapido riconoscimento del metodo di analisi da parte dei circoli scientifici e del pubblico. Ad oggi il metodo di analisi mantiene una posizione molto importante nell'area della ricerca scientifica. Per questo motivo la filosofia fondata sulla scienza empirica, ovvero il Positivismo (che si sviluppo successivamente in Positivismo logico), fra la fine del XIX secolo e gli inizi del XX era ancora in una posizione di dominio nella scienza. Tutt'oggi è ancora influente e il detto «vedere per credere» riflette la forza con cui questa filosofia è ancora radicata.

Col progresso dello sviluppo scientifico i limiti della percezione dell'essere umano passeranno da una macro-prospettiva a una micro-prospettiva, in particolar modo con la comparsa della meccanica quantistica e della teoria della relatività. La percezione del tempo e dello spazio-tempo è cambiata da una comprensione scientifica classica di assoluta staticità alla relatività dello spazio-tempo. Le teorie sulla curvatura spazio-temporale, sulla conversione della massa in energia ($E=mc^2$), nonché il comportamento ondiforme, e simile alle particelle, di materia e radiazioni nella fisica quantistica, etc. hanno portato alla distruzione del metodo di analisi verso il cambiamento nel metodo, nella metodologia e persino nei fondamenti della metodologia della scienza. La comparsa del metodo di sintesi e dell'olismo hanno permesso alla scienza di staccarsi dal Positivismo logico, ma siccome in molti non sono stati capaci di accettare la filosofia del materialismo dialettico, allora la filosofia moderna è caduta nella confusione.

Molte ricerche e tesi scientifiche nella sfera microscopica non erano percepibili dagli organi di senso e sono in contraddizione con la conoscenza comune. Questo fa sì che il metodo di ricerca e la filosofia relativa alla sfera microscopica debbano ancora essere largamente accettati (naturalmente ciò accade anche perché la teoria sull'olismo non è ancora accurata). Crediamo tuttavia che con la nascita della Scienza del qigong il materialismo dialettico dominerà la sfera della scienza di vita.

II. L'unione fra la scienza del Qigong e la scienza moderna cambierà gli stili di vita e i metodi di produzione degli esseri umani

i. Il qigong aiuterà a trasformare il futuro metodo di produzione

Col progresso della scienza e la crescita della produttività molti danni sono stati fatti al nostro ambiente nel processo di produzione per i nostri consumi. La fazione tecnica e quella ecologica hanno visioni contrapposte nei circoli scientifici e non sono ancora giunte a una soluzione efficace e realizzabile. La Scienza del qigong ha dimostrato che applicando le CS ai campi di produzione si aiuta il cambiamento nel modello di produzione.

Ad esempio i maestri di qigong Zhao Guang e Zhan Shusheng nei test di laboratorio sono riusciti con successo a raddoppiare la produzione di semi di soia e barbabietola emettendo qi esterno.

Prima della chiusura del Centro Huaxia di Zhineng Qigong i praticanti hanno compiuto migliaia di studi sull'efficacia del Zhineng Qigong. Molti di questi studi sono stati fatti in collaborazione con istituti di ricerca e università e le relazioni di ricerca sono state divise in 6 categorie. Quelle più significative, ovvero quelle che hanno prodotto i risultati statistici più significativi sono state compilate e pubblicate nell'ottobre del 1998 in 6 libri dal titolo *Collana sui successi del Zhineng Qigong – Studi scientifici su argomenti selezionati del Zhineng Qigong*[14]. Quella che segue è una lista dei libri:

Sezione medica – Relazioni cliniche sull'efficacia su più di 200 malattie.

Sezione agricola - Miglioramento del raccolto (coltivazione di riso, cotone, etc.) con l'aiuto del qi esterno.

Sezione industriale - Miglioramento della durezza dei materiali di costruzione (dal cemento all'acciaio) senza dover ricorrere a costi aggiuntivi.

Sezione educativa - Le scuole che hanno inserito il Zhineng Qigong come forma di esercizio per insegnanti e studenti hanno testimoniato un marcato miglioramento nel rendimento scolastico.

Sezione di previdenza sociale - Una famiglia con un malato in età adulta significa un abbassamento della produttività della famiglia intera. Attraverso la pratica del Zhineng Qigong i malati riacquisiscono salute e le entrate delle famiglia si risollevano.

Sezione di promozione sociale - La pratica del Zhineng Qigong è in grado di migliorare la salute del corpo e anche il quoziente emotivo, migliorando le relazioni fra gli individui nella società.

ii. Il qigong aiuta a cambiare il nostro stile di vita

La pratica di qigong cambierà il processo di trasformazione del qi del corpo umano innalzandone l'abilità e la saggezza. Cambierà il modo in cui si effettuano gli scambi con la natura e cambierà l'uso delle risorse naturali. Questo trasformerà i nostri bisogni nei confronti delle risorse naturali. I praticanti di qigong dell'antichità dicevano «spirito (qi della

---

14 Tutti i testi sono pubblicati in cinese NdR

mente) in abbondanza, nessun sonno, qi in abbondanza, nessuna fame; essenza in abbondanza, nessun desiderio». L'attuale pratica ha anche dimostrato che i fenomeni di "estrema resistenza al caldo o al freddo", "a mollo nel brodo caldo, camminare sul fuoco", "astinenza dal cibo", etc. sono tutti veri. Tutto ciò ha dimostrato che lo stato delle CS della Scienza del qigong è marcatamente diverso da quello in cui di solito si imbattono le persone comuni.

La Scienza del qigong può cambiare lo stile di vita e i metodi di produzione degli esseri umani. Con lo sviluppo della Scienza del qigong, e con l'ampia diffusione dell'applicazione delle CS i danni all'ambiente e l'inquinamento possono essere ridotti di molto ristabilendo così la relazione armoniosa tra uomo e natura.

iii. Lo sviluppo del qigong aprirà una nuova sfera di conoscenza
Il moto della materia nell'universo ha diverse forme. Friederich Engels (1820 – 1895) in *Dialettica della natura* (1883) indicò che il moto della materia non è semplicemente un rozzo movimento meccanico o un moto traslatorio, ma comprende luce e calore, tensione e potenziale magnetico, composizione e decomposizione chimica, moto della vita biologica e coscienza. Le sette forme di moto della materia possono essere riassunte in tre categorie: moto della materia non vivente, moto della vita e moto della coscienza. Tutte e queste tre categorie del moto si trovano nelle attività vitali umane.

La scienza moderna ci permette di apprendere sul mondo materiale da un punto di vista macroscopico quando si tratta di Via Lattea e oltre, e da un punto di vista microscopico quando si arriva al livello quantico.

C'è tuttavia pur sempre una luce in fondo al tunnel. Ivan Petrovich Pavlov (1849 – 1936) vincitore del premio Nobel per la fisiologia e la medicina nel 1904, disse che la scienza avanza in tandem con ogni progresso nella sua metodologia. Ogni passo in avanti nella metodologia sembra portare a un livello superiore che ci mette in grado di avere una visione più ampia di cose mai viste prima. La pratica del qigong svilupperà le nostre capacità latenti per osservare le informazioni delle nostre attività vitali. Con lo sviluppo del qigong gli esseri umani saranno in grado di aprire la porta dei segreti della vita ed accedere così a una nuova sfera di conoscenza.

Molti scienziati occidentali hanno previsto che il XXI secolo sarebbe stata l'epoca delle scienze di vita, e il qigong ci munisce di un nuovo corso per imparare l'ordine delle attività vitali. Lo sviluppo del qigong sarà in una posizione di guida nella scienza di vita.

iv. Il qigong favorirà lo sviluppo della civiltà umana a un livello superiore

Fino ad oggi la nostra civiltà si è fondata su una risorsa di energia esterna per mettersi al servizio degli esseri umani. Dalla scoperta del fuoco avvenuta migliaia di anni fa, gli esseri umani hanno imparato a usare l'energia idrica, l'energia eolica, l'energia elettrica, l'energia atomica, l'energia solare, etc. e continuano a farne uso e a compiere ricerche su di esse. Durante questo processo vari campi della scienza sono stati sviluppati per servire meglio gli esseri umani.

Il qigong mira a sviluppare l'energia all'interno del corpo – le capacità latenti. Le dimostrazioni delle abilità speciali e del qigong hanno mostrato che c'è un vasto numero di energie nascoste nel corpo umano che possono essere mobilizzate e usate. Se potessimo usarle liberamente raggiungeremmo un controllo molto più grande e inoltre saremmo liberi nella natura, conducendoci di fatto allo sviluppo di un livello di civiltà umana più elevato.

CAPITOLO 3: LA TEORIA OLISTICA *HUNYUAN* (La teoria *hunyuan zhengti*)

Hunyuan vuol dire: «reagire per diventare uno». Non esiste un italiano una parola che possa tradurre *hunyuan* e quindi continueremo a usare la traslitterazione *pinyin*.

Zhengti vuol dire: «olistico o entità olistica». Olismo è definito come il concetto per cui tutte le proprietà di un entità non possono essere spiegate dalle singole parti che la compongono. Il detto: «Il tutto è maggiore della sommatoria delle parti» dà un'idea chiara di cosa si intenda.

La Teoria olistica *hunyuan* (o la Teoria olistica reattiva, Teoria degli insiemi *hunyuan*, Teoria degli interi *hunyuan)* è la teoria fondamentale del Zhineng Qigong e l'unificazione di: metodologia, epistemologia e ontologia della Scienza del Zhineng Qigong. Il Dott. Pang ha costruito questa teoria recependo l'essenza centrale delle teorie di qigong tradizionali su: qi, trasformazione del qi, conoscenza dell'olismo fra uomo e natura; ed estraendo alcuni concetti dalle teorie della scienza moderna (le teorie dei sistemi, le teorie di controllo e dell'informazione e le teorie della struttura dissipativa, della sinergetica e delle catastrofi) e unendo tutto questo alla sua osservazione durante la pratica di qigong. La teoria comprende la Teoria *hunyuan*, la Teoria olistica (*zhengti*), la Teoria dello *hunyuan* qi umano, la Teoria della coscienza (*yishi*), la Teoria del *daode*, etc. In questo capitolo verranno discussi brevemente i primi tre argomenti.

Sezione prima: La Teoria *hunyuan*

La Teoria *hunyuan* descrive le caratteristiche di ogni cosa nell'universo. Per comprendere meglio questa teoria è opportuno iniziare dalla definizione di *hunyuan*.

I. Il significato di *hunyuan*

Hun letteralmente significa reagire, mentre *yuan* vuol dire uno. Quindi *hunyuan* vuol dire «reagire per trasformarsi in Uno».

i. Il significato di *hunyuan* nelle teorie tradizionali di qigong

Tradizionalmente oltre a *hunyuan* erano anche usati i termini *huntun*, *hunlun*, *hunyuan* qi, uno *hunyuan* qi, etc. Come sostantivo *hunyuan* si riferisce al qi originale o innato e ha qui due accezioni.

(i) Si riferisce alla più semplice forma di qi nell'universo.

Il testo daoista *Sette sezioni della cartella nebulosa* (Yunji qiqian, di Zhang Junfang, compilato negli anni 1019 – 1029) dice che: «prima della creazione delle cinque fasi, prima della divisione nei tre elementi, prima della formazione delle due polarità c'è *huntun*, anche detto *hunyuan* ..». Nel *Classico sull'ascensione a occidente* (Xi sheng jing, autore anonimo, compilato intorno al 300 d.C.) si dice: «lo *hunyuan* qi crea qualcosa dal nulla, crea il *taiji*».

Nelle teorie di qigong tradizionali ci sono molti concetti diversi circa l'origine dell'universo. C'è il concetto del *Dao* (come viene riferito nel *Daodejing*), il concetto di *Yuanqi* (di cui si parla ne *Il classico della grande pace*)[15], il concetto di *yin-yang* (trattato nel *Classico interno dell'Imperatore giallo*) e vari altri. Ciò nonostante tutti condividono la stessa idea. In Sette sezioni della cartella nebulosa di dice che: «il *Dao* è uguale allo *yuanqi* (qi originale)». Da tutto questo possiamo concludere che *dao, yuanqi* e *taiji* sono in fondo parole diverse per esprimere la più semplice (la più pura) forma di qi, che è la fonte di ogni cosa nell'universo.

(ii) Si riferisce al qi prenatale (innato) degli esseri umani.

In *Perno del Dao: testo interno per la conversione dell'elisir d'oro in alchimia* (Daoshu. Jinyue huan dan nei bian) si dice: «lo *yuanqi*, lo *hunyuan* qi del corpo, è la base dell'esistenza umana e quando la mente si ferma anche il qi si ferma, quando la mente si muove il qi si dissipa». Qui si afferma che lo *yuanqi* è lo *hunyuan* qi del corpo umano e inoltre si dice che lo *hunyuan* qi è controllato dall'attività mentale.

Un altro testo daoista *Il tesoro segreto delle tecniche magiche* (Xian shu mi ku) riporta: «Cos'è lo *hunyuan*? E' essenza congenita (*jing*), qi e mente [...]. Ciò cui ci si riferisce con essenza originale, qi originale e mente originale [...] sono tutti parte di una sostanza. Una volta che si possiede questo qi la forma si crea dal nulla e la sostanza fisica prende forma. Questo è il risultato dell'unione fisica dei genitori». Poi aggiunge: «[...] possono esserci tre nomi (essenza, qi e mente), ma esiste solo una sostanza. Chiamandola uno (entità) ci si riferisce all'entità *hunyuan* (che ha interagito). Se la si separa in tre (nomi) la si descrive solamente (i diversi aspetti) [...]. Quindi nell'entità *hunyuan* il corpo puro è l'essenza, il sangue che si mescola e i canali sono il qi, svelta e attiva è la mente». Da questo si evince che nelle teorie di qigong tradizionali lo *hunyuan* qi dell'uomo proviene dall'unione fisica dei genitori e dal qi prenatale (innato) degli esseri umani, la fonte della vita.

---

15 *Tai ping jing*, autore anonimo, compilato durante la dinastia Han.

ii. Definizione di *hunyuan* nella Scienza del qigong

Hunyuan è un termine speciale nella Teoria *hunyuan*. Nella Teoria *hunyuan* ogni sostanza indipendente nell'universo è l'entità olistica della reazione/interazione di due o più componenti.

II. Il contenuto della Teoria *hunyuan*

Il termine *hunyuan* ha due significati. Il primo è un sostantivo: l'entità olistica formatasi dalla trasformazione. Il secondo è un verbo: il processo trasformativo che forma un'entità olistica; chiamiamo questa trasformazione (*hunhua*). La prima definizione è usata nella Teoria *hunyuan*, mentre la seconda è usata nella Teoria della trasformazione (*hunhua*).

i. La Teoria dello *hunyuan* qi

(i) Cos'è lo *hunyuan* qi?
Lo *hunyuan* qi è l'entità olistica di un insieme di forma (*xing*), qi e qualità (*zi*) di una sostanza. Con forma ci si riferisce alla materia fisica della scienza moderna, il qi per semplicità può essere pensato come energia e la qualità si riferisce all'informazione all'interno di una sostanza. In un linguaggio moderno possiamo perciò dire che lo *hunyuan* qi è l'entità speciale formata dalla materia fisica, dalla sua energia, e della sua informazione. Nel Zhineng Qigong diciamo che una sostanza ha due forme di esistenza: una è la forma senza aspetto, senza immagine e immateriale con cui ci si riferisce di solito allo *hunyuan* qi nella Teoria *hunyuan*. A rigor di termini questa forma dovrebbe essere chiamata "*hunyuan* qi in senso stretto" perché molte persone non sono in grado di riconoscere questo stato di qi. E' uno speciale stato della materia uniforme e inseparabile. Quando si trova in questo stato la forma fisica è nascosta. L'altra forma di esistenza è quella nella sua forma fisica. Nella Teoria *hunyuan* ci riferiamo a questa con "forma fisica" e può essere descritta come il risultato della coesione dello *hunyuan* qi senza aspetto e senza forma. E' anche largamente riconosciuta da chi non pratica qigong come quella forma di esistenza dello *hunyuan* qi.

Tutta la materia solida ha un proprio *hunyuan* qi all'interno e tutto intorno. Le forme solide sono la manifestazione di uno *hunyuan* qi della materia coeso, mentre lo *hunyuan* qi intorno a una sostanza fisica è la manifestazione dello *hunyuan* qi propagato. Maggiori sono la densità di una sostanza fisica e la grandezza della sua massa e maggiori saranno la concentrazione dello *hunyuan* qi circostante e la capacità di questo di propagarsi verso l'esterno. I cambiamenti nella costituzione e funzione di una sostanza fisica apportano a loro volta cambiamenti allo *hunyuan* qi circostante e viceversa. La presenza fisica e non fisica di una forma solida è l'entità olistica di una sostanza, e questa è chiamata «corpo *hunyuan*» (*hunyuan ti*).

I diversi corpi *hunyuan* possono reagire fra di loro trasformando sé stessi in un corpo *hunyuan* di livello maggiore o dissipandosi in corpi *hunyuan* di livello inferiore. Con le CS è possibile rilevare le caratteristiche globali del corpo *hunyuan*, mentre la scienza moderna non è in grado di farlo. Questo è dovuto al fatto che nella scienza moderna le caratteristiche non pertinenti della materia devono essere escluse o demarcate per poter studiare le proprietà di una certa sostanza. E ciò vuol dire che nella scienza moderna non è possibile studiare contemporaneamente le varie caratteristiche di un soggetto. Date le circostanze la scienza moderna può solo rivelare le caratteristiche fisiche, chimiche, biologiche, etc., ma non è in grado di rivelare le caratteristiche globali delle attività vitali che sono di natura olistiche.

Le due forme di esistenza dello *hunyuan* qi, entro certi limiti, possono interscambiarsi. La forma fisica può dissiparsi in ciò che non ha forma (lo *hunyuan* qi privo di forma) e viceversa. L'universo è l'entità olistica che mostra lo scambio e la trasformazione fra le due forme di esistenza dello *hunyuan* qi.

(ii) I diversi livelli dello *hunyuan* qi.
Ogni cosa nell'universo ha il proprio *hunyuan* qi che indica le sue caratteristiche olistiche. Tuttavia lo *hunyuan* qi di ogni cosa nell'universo può essere diviso in diversi livelli. E' possibile dividere lo *hunyuan* qi in quattro livelli:

1. Lo *hunyuan* seminale.
Lo *hunyuan* seminale (*hunyuan zi*) è il punto di unione dello spazio tridimensionale e del passaggio di flusso del tempo unidimensionale. E' uno stato assoluto e indivisibile. La trasformazione e i cambiamenti di ogni cosa avvengono in questa dimensione.

2. *Lo hunyuan* primordiale.
Questo è il livello di *hunyuan* qi più basilare e più fondamentale. Si tratta di una sostanza uniforme ed omogenea che permea tutto l'universo ed è presente in ogni cosa. E' un'entità olistica indivisibile che può trasformarsi

nei diversi livelli di materia non fisica; e questo fa sì che lo *hunyuan* qi di una sostanza possa successivamente condensarsi nelle varie forme di sostanza fisica. Si tratta del mattone fondamentale da cui ogni genere di sostanza nell'universo viene formata.

3. *Lo hunyuan* qi delle varie cose dell'universo.
Questo si riferisce allo *hunyuan* qi delle sostanze fisiche. Ogni cosa nell'universo ha il proprio *hunyuan* qi: è l'entità olistica del corpo, del qi e dell'informazione della sostanza. Ogni sostanza fisica è la coesione del suo *hunyuan* qi. Lo *hunyuan* qi di ogni sostanza fluisce attraverso di essa, mentre la forma di *hunyuan* qi che si propaga la circonda. Questo è chiamato corpo *hunyuan*. Ogni cosa: montagne, fiumi, mari, laghi, fiori, piante, animali ed esseri umani condividono la stessa caratteristica.

Dovrebbe essere chiaro che il mondo delle sostanze fisiche può essere suddiviso in vari livelli: il mondo inorganico, il mondo organico e il mondo biologico. Quest'ultimo può essere a sua volta suddiviso in flora, fauna e mondo umano. Lo *hunyuan* qi fra questi livelli non è proprio lo stesso. Ad esempio, nella materia non vivente (sostanze organiche e inorganiche), a causa dell'indipendenza dall'interazione con altre sostanze, lo *hunyuan* qi rimane quello che era originariamente prima che avvenisse la trasformazione. Se avvenisse una reazione con un'altra sostanza ne risulterebbe una forma diversa (ovvero si trasformerebbe in qualcosa di diverso).

D'altro canto le sostanze biologiche differiscono. Durante il loro ciclo vitale gli organismi devono effettuare scambi con il mondo esterno: il metabolismo. Lo *hunyuan* qi di questo livello di una sostanza è quindi lo *hunyuan* qi che fa nascere la sostanza, e la reazione dello *hunyuan* qi nasce dal processo metabolico. Ciò vuol dire che lo *hunyuan* qi di una sostanza biologica è diverso dallo *hunyuan* qi che l'ha prodotta. Quindi potremmo vedere che lo *hunyuan* qi di una sostanza biologica consta di due parti. Una è lo *hunyuan* qi originale che ha prodotto la sostanza – che gli antichi chiamavano qi prenatale o qi congenito. L'altra parte è il qi acquisito attraverso il metabolismo, tradizionalmente chiamato qi acquisito.

La flora e la fauna non condividono completamente questa caratteristica. Le piante mostrano cambiamenti nel corpo (forma), nel qi e nell'informazione dei loro processi vitali, ma gli scambi con il mondo esterno sono condotti naturalmente essendo il qi il fattore principale ad influenzare i cambiamenti della forma. Gli animali hanno una propria iniziativa e un processo di pensiero (principalmente le attività neurali).

Quindi le tre caratteristiche fondamentali di un animale non sono più il corpo (forma), il qi e l'informazione, ma il corpo, il qi e la mente.

4. Lo *hunyuan* qi umano.
Anche gli esseri umani sono considerati elementi dell'universo, ed essendo capaci di attività mentale, questo li pone come la più superiore delle sostanze nell'universo. Gli esseri umani sono anche diversi nella loro fondamentale natura dal momento che non solo sono parte della natura, ma sono anche un elemento della società. Sebbene possano adattarsi ai cambiamenti della natura, con la loro propria iniziativa, possono anche cambiare il mondo formando quindi un'entità olistica strettamente collegata con natura e società.

(iii) Caratteristiche dello *hunyuan* qi.
1. Caratteristiche generali dello *hunyuan* qi.
Le caratteristiche generali sono: si condensa in una forma, si dissipa in qi (in passato si diceva «dissiparsi nel vento»). Questi processi di trasformazione avvengono in natura secondo le leggi della natura (es. l'alba, il crepuscolo, i cambiamenti atmosferici, etc.), mentre l'attività mentale degli esseri umani può far scaturire direttamente dei cambiamenti allo *hunyuan* qi. Quando la mente si integra con il qi, una mente concentrata su di una particolare zona, può far sì che il qi si accumuli o addirittura si condensi in una sostanza fisica. Parimenti la mente può dissipare le sostanze fisiche in qi non fisico lasciando che la mente permei la sostanza fisica originale.

2. Caratteristiche distributive dello *hunyuan* qi.
Lo *hunyuan* qi primordiale che permea l'universo è di natura uniforme e non può essere suddiviso ulteriormente. Lo *hunyuan* qi di una sostanza nell'universo si condensa per formare l'aspetto fisico della sostanza e lo *hunyuan* qi della sostanza si propaga intorno ad essa. Maggiore è la distanza dalla sostanza e minore è la densità del qi.

3. Lo *hunyuan* qi ha la caratteristica di conservare l'informazione.
Indipendentemente dal fatto che si tratti di *hunyuan* primordiale o *hunyuan* qi di una sostanza fisica, entrambe condividono la proprietà di conservare l'informazione. Se ad esempio una persona sensibile si recasse in un dato luogo dove è stato praticato *tui-rou*[16], sarebbe comunque in grado di percepire l'informazione di apertura-chiusura.

4. Compatibilità dello *hunyuan* qi

---

16 Una fase dell'esercizio 'Sollevare il qi in alto e riversarlo nella testa'. NdT

I diversi livelli di *hunyuan* qi sono compatibili. Un basso livello di *hunyuan* qi può scorrere liberamente sia in uno *hunyuan* qi di alto livello che in una sostanza solida. Lo *hunyuan* qi primordiale è la più fondamentale forma di *hunyuan* qi. E' capace di fluire liberamente attraverso tutti i livelli o gli strati delle sostanze nell'universo e può essere la materia grezza strutturale per tutti i livelli di *hunyuan* qi. La vitalità di una persona può essere innalzata assorbendo il qi primordiale nel corpo. Mentre lo *hunyuan* qi primordiale è in grado di penetrare tutti i livelli dello *hunyuan* qi da quelli più bassi a quelli più elevati, l'attività mentale degli esseri umani (l'attività dello *yiyuanti* – il qi del sistema nervoso centrale) può allo stesso modo attraversare tutti i livelli dello *hunyuan* qi da quelli più alti a quelli più bassi. La pratica del qigong è lo sforzo di interazione con i vari livelli dello *hunyuan* qi e di assimilazione di questi a vantaggio del corpo umano.

ii. La Teoria della trasformazione (*hunhua*) comprende la trasformazione della materia e la trasformazione dello spazio-tempo
Con *hunhua* si intendono qui la trasformazione e la reazione.

(i) La Teoria della trasformazione della materia.
La Teoria della trasformazione dice che ogni cosa nell'universo conduce attività di trasformazione per tutto il tempo. Queste attività sono svolte nel contesto dello hunyuan qi primordiale nei seguenti due modi:

1. La trasformazione fra le sostanze fisiche e non fisiche. Tradizionalmente questo processo viene espresso con "trasmutazione fra il nulla e il qualcosa".
(1) Dal non fisico (senza forma o immagine) al fisico. Con questo ci si riferisce alla condensazione (coesione) e alla trasformazione dello *hunyuan* qi primordiale in materia fisica. Questo processo è chiamato "trasformazione" perché lo *hunyuan* qi primordiale uniforme e puro non può condensarsi senza alcun motivo (o causa). Questo è dato dall'effetto dell'informazione. L'informazione dapprima reagisce con il qi primordiale e successivamente dà luogo a una congruente trasformazione (una semplice analogia con la scienza moderna si può avere osservando la conversione dell'energia in massa fisica. Un acceleratore di particelle può ad esempio colpire due protoni insieme e ottenere una particella che è più pesante delle due particelle insieme. La massa maggiore deriva dallo slancio delle particelle).
(2) Dal non fisico al fisico. Ci si riferisce al processo di trasformazione della materia fisica in *hunyuan* qi non fisico privo di forma e aspetto. Questo processo è chiamato "trasformazione" perché scaturisce dalla reazione di alcune informazioni con la sostanza fisica. Al raggiungimento

di un certo punto la sostanza fisica si dissipa nello *hunyuan* qi senza aspetto e senza forma (una semplice analogia nella scienza moderna è la conversione della massa fisica in energia, la famosa equazione $E=mc^2$).

2. La trasformazione (in questo caso ci si riferisce maggiormente alla reazione) fra le sostanze fisiche.

La trasformazione (reazione) di tutte le sostanze fisiche è il risultato della trasformazione del loro *hunyuan* qi. La trasformazione delle sostanze fisiche comprende la reazione delle sostanze semplici in forme più complesse, e la dissipazione (trasformazione) di sostanze complesse in forme semplici.

Anche se il processo di trasformazione è il cambiamento fra le sostanze fisiche in realtà è il processo di trasformazione "da qualcosa al nulla e dal nulla a qualcosa".

Come esempio prenderemo il processo di trasformazione delle sostanze inorganiche. Quando il sodio viene addizionato con l'acqua produce l'idrossido di sodio che è corrosivo. La proprietà corrosiva del sodio idrossido (NaOH) non è semplicemente l'addizione di uno ione di sodio (Na+) a uno iodio di idrossido (OH-), ma la reazione dello *hunyuan* qi dei due. La presenza dello ione di sodio e dello ione di idrossido non forma necessariamente l'idrossido di sodio. Ad esempio la soluzione di solfato di sodio (Na_2SO4) consiste di uno ione di sodio e di uno ione di idrossido, tuttavia senza il giusto processo di trasformazione non possono formare l'idrossido di sodio. D'altro canto l'elettrolisi della soluzione di cloruro di sodio (NaCl) produce idrogeno (H_2) al polo negativo e idrossido di sodio accanto al polo negativo. Al polo positivo produrrebbe cloro (Cl_2). Questo perché nel processo di elettrolisi uno ione di sodio e uno ione di idrossido reagiscono: gli ioni di idrogeno (H+) reagiscono fra di loro e lo stesso accade per gli ioni di cloro (Cl-). Il processo di trasformazione di una sostanza fisica è il processo di trasformazione delle proprietà di una sostanza fisica stessa. E' anche il processo della formazione di una nuova entità olistica. In questo processo alcune sostanze spariscono e nuove sostanze si formano. La Teoria della trasformazione non riconosce questa come una semplice reazione chimica, ma il risultato della reazione dello *hunyuan* qi con le sostanze fisiche. Il processo "dal nulla a qualcosa o da qualcosa al nulla" è una trasformazione complessa. Questo è ancora più evidente nel metabolismo delle sostanze biologiche. Ad esempio il metabolismo è un processo di conversione delle caratteristiche di una sostanza indipendente assimilate nel corpo a una parte dell'entità olistica (dell'organismo). Frammentando il processo possiamo vedere la sequenza:

La sostanza indipendente viene convertita nello hunyuan qi della sostanza → la trasformazione dello hunyuan qi è priva delle caratteristiche della sostanza indipendente → Trasformazione in una parte dell'entità olistica (cessa di essere una sostanza indipendente).

Allo stesso modo il catabolismo è il processo con cui un corpo (organismo) biologico espelle parte della sua entità olistica. Le parti espulse vengono private delle caratteristiche dell'entità olistica e ne risulta così una sostanza indipendente. Scomponendo questo processo possiamo osservare la seguente sequenza:

Una parte dell'entità olistica della sostanza biologica → Trasformazione nello hunyuan qi che reca le caratteristiche dell'entità → Conversione in hunyuan qi che è privo di caratteristiche olistiche → Trasformazione in una sostanza fisica indipendente.

(ii) Teoria della trasformazione dello spazio-tempo.
Sebbene sia generalmente saputo che la materia per esistere abbia bisogno di spazio e tempo, questi concetti nella Teoria della trasformazione hanno un particolare riguardo.
1. Trasformazione del tempo.
Nelle CO il tempo è la manifestazione di ciò che risulta da un cambiamento continuo. Passato, presente e futuro sono solamente il *continuum* di un processo fatto da numerosi istanti. In questo è simile a ciò che in matematica si intende con linea retta: un'insieme di punti. Questa potrebbe essere la ragione per cui diciamo che il tempo è monodimensionale. Secondo la Teoria *hunyuan* il risultato di ogni singolo istante non è indipendente e sicuramente non è di natura assoluta, piuttosto è la trasformazione delle condizioni di passato, presente e futuro.

(1) La condizione presente di un soggetto è l'insieme dei segni dei cambiamenti del passato. Una semplice analogia è il lavoro della fotografia a infrarossi ricostruttiva. La presenza di una persona in un certo luogo e in un dato momento può essere ad esempio rilevata anche dopo che questa se ne è andata catturando le immagini del passato con la fotografia a infrarossi. Si tratta del segno che una persona ha lasciato nello spazio. Allo stesso modo il segno di un cambiamento può anche rimanere nella materia fisica, come ad esempio accade per gli anelli di crescita di un tronco.

(2) Contiene i segni dei futuri cambiamenti.

Questo può essere spiegato osservando il funzionamento della fotografia elettromagnetica (fotografia Kirlian). Possiamo ad esempio usare la fotografia elettromagnetica per scattare un'immagine del profilo di una foglia che ancora deve germogliare. Questo mostra che l'immagine futura della foglia è nascosta nel germoglio.

Sulla base dei due concetti qui sopra esposti la Teoria *hunyuan* dice che la presenza di una data sostanza in ogni dato momento è la condizione della reazione (o del mescolamento) nel suo passato, presente e futuro. Le CS possono quindi percepire in un oggetto i cambiamenti di passato, presente e futuro.

2. Trasformazione dello spazio
Secondo la Teoria *hunyuan*, lo spazio vuoto non è veramente il nulla e in realtà, anche secondo la scienza moderna non esiste il vuoto assoluto. Lo spazio è la forma di esistenza dello *hunyuan* qi primordiale (o in senso stretto del seme *hunyuan*) che può contenere e permeare ogni cosa. Lo *hunyuan* qi di ogni cosa può fare uso della connessione fornita dallo *hunyuan* qi primordiale (ovvero dello spazio) per interagire con le altre cose. Questo permette allo *hunyuan* qi delle diverse sostanze di contenersi a vicenda e anche di rimanere nello *hunyuan* qi primordiale e mostrare quindi il fenomeno della trasformazione dello spazio: ogni cosa al suo interno reagisce come una sola entità. Persino lo spazio fra le sostanze è riempito dello *hunyuan* qi di ogni cosa seppur a diverse densità. Queste sono le basi con cui le CS percepiscono le condizioni delle sostanze da una sostanza fisica, e quelle di uno specifico soggetto dallo spazio vuoto.

Sezione seconda: La Teoria olistica

La Teoria olistica (*zhengti*) è una teoria che descrive le caratteristiche della forma di esistenza di ogni cosa nell'universo. E' strettamente legata, anzi inseparabile, dalla Teoria *hunyuan*.

Secondo la Teoria *hunyuan* le prospettive su materia, trasformazione, tempo e spazio descrivono le caratteristiche di un'entità trasformata. L'entità che deriva dal processo di trasformazione è un'entità olistica, e anche questo è il contenuto della prospettiva olistica. Tuttavia la Teoria olistica e la Teoria *hunyuan* non dovrebbero essere confuse. La Teoria olistica descrive le caratteristiche olistiche e le relazioni fra le parti di un'entità. Ciò comprende le prospettive olistiche dell'universo, la prospettiva olistica di uomo e natura e la prospettiva olistica del corpo umano.

I. Cos'è la prospettiva olistica?

La parola olismo significa entità completa. "Completa" qui significa inseparabile. La Teoria *hunyuan* fa notare che ogni sostanza indipendente nell'universo è un'entità olistica prodotta dalla reazione di due o più sostanze. La sostanza può esistere in una forma fisica o in una forma di *hunyuan* qi non fisica e uniforme. Quest'ultima è naturalmente l'entità olistica. Anche se la prima può assumere molte forme e aspetti, e le funzioni delle parti individuali potrebbero essere completamente diverse, lo *hunyuan* qi formatosi dalla reazione di materia, qi e informazione è contenuto in tutta la sostanza. Questo permette alle varie parti di collegarsi organicamente per formare un'armoniosa entità olistica. All'interno dell'entità olistica le parti individuali (le componenti della massa olistica) riflettono le caratteristiche dell'entità olistica. Questa è la principale differenza fra una parte isolata e un componente dell'entità olistica. E' quindi chiaro che un'entità olistica non è la somma totale di tutte le sue parti, ma possiede nuove caratteristiche che sono determinatte dal nuovo *hunyuan* qi creatosi dalla trasformazione. Il tratto principale dello *hunyuan* qi è la sua caratteristica olistica, e per questo motivo a volte usiamo l'espressione "prospettiva olistica *hunyuan*" al posto di "prospettiva olistica".

II. La prospettiva olistica dell'universo

L'universo è l'entità olistica di tempo e spazio. In termini di tempo non ha né inizio né fine, mentre per quanto concerne lo spazio non ha confini. In questo senso l'universo e il seme *hunyuan* sono identici. Per il fatto che l'universo è pieno di *hunyuan* qi primordiale quando parliamo di olismo dell'universo ci riferiamo allo *hunyuan* qi all'interno dell'universo e ai suoi cambiamenti olistici. I cambiamenti di ogni cosa nell'universo sono collegati ai cambiamenti dell'entità olistica dell'universo a diversi livelli e in diverse parti. Ogni cosa, stelle e galassie comprese, proviene dallo *hunyuan* qi primordiale e a tempo debito si trasformerà ancora in *hunyuan* qi primordiale. E' interessante mettere a confronto questa conoscenza con le conoscenze dell'astrofisica moderna.

L'astrofisica moderna riconosce che tutte le stelle i pianeti (compresa la nostra terra con il sistema solare) attraversano i processi di nascita e morte. Ad esempio quando la combustione di idrogeno del sole si esaurirà il sistema solare imploderà per il relativo aumento della forza gravitazionale del sole. Anche se dovesse riesplodere in una stella gigante rossa, alla fine, passando dallo stadio di contrazione di nana bianca, si trasformerà in una stella di neutroni con massa e densità elevatissime. A quel tempo le differenze fra i pianeti saranno scomparse e si formerà un'entità elementare uniforme. La materia fisica, il qi e l'informazione delle sostanze saranno altamente concentrate all'interno della loro massa. Al contempo la densità e l'ampiezza dello *hunyuan* qi circostante verrà accresciuta straordinariamente. Quando il corpo di una stella si contrae in una misura estremamente piccola (diciamo come la misura di un neutrone) forma una sostanza con una densità interna ed esterna (irradiazione di *hunyuan* qi intorno a essa) estremamente elevata.

Quando la materia fisica, il qi e l'informazione si contrarranno ulteriormente fino al punto da non poter più essere distinti fra di loro all'improvviso formeranno una condizione di *hunyuan* primordiale omogenea e indifferenziata. Questo fenomeno equivale alla teoria del Big Bang dell'astronomia. La sostanza altamente concentrata (materia, qi e informazione sono in una sol cosa) si disperderà nell'entità intera dello *hunyuan* qi, e le relative attività di trasformazione ricominceranno di nuovo. Ogni cosa inizierà a formarsi di nuovo "dal nulla a qualcosa e dal semplice al complesso". I nuovi sistemi solari e i pianeti si formeranno gradualmente e si evolveranno nelle cose presenti sui pianeti portando alla fine al sorgere dell'umanità. L'universo è un'entità olistica e ogni cosa in esso si sviluppa secondo il processo di trasformazione dello *hunyuan* qi.

III. La prospettiva olistica degli esseri umani e dell'universo

La parola "universo" si riferisce qui a natura e società. La prospettiva olistica degli esseri umani e dell'universo si riferisce alle relazioni olistiche fra esseri umani, natura e società. Un essere umano può essere considerato un animale superiore dotato di coscienza e con una propria iniziativa dinamica in grado di formare un proprio mondo soggettivo. Da qui l'essere umano assume una posizione antitetica alla natura pensando che il genere umano sia al di sopra della natura (e della società). Questo è visto come un errore che dovrà essere corretto gradualmente attraverso lo sviluppo della scienza. L'ordine della relazione olistica fra esseri umani e natura potrà essere rivelato e padroneggiato gradualmente. Nella Scienza del Zhineng Qigong la prospettiva olistica degli esseri umani e dell'universo indica la via d'uscita dal trabocchetto del mondo soggettivo realizzando la relazione armoniosa fra esseri umani e natura con l'unione fra la visione soggettiva e la visione oggettiva dell'universo.

i. Gli esseri umani e la natura sono un'entità olistica[17]

---

17 Con "natura" qui ci si riferisce a tutte le sostanze dell'universo che rappresentano l'ambiente naturale.

(i) Gli esseri umani e ogni cosa nell'universo derivano dallo *hunyuan* qi primordiale.

Il processo di trasformazione dallo *hunyuan* qi primordiale in tutte le sostanze e negli esseri umani non accade all'improvviso, ma è un lungo processo di evoluzione che ha attraversato molti stadi. Questo processo può essere suddiviso in tre sezioni.

1. I processi con cui gli organismi derivano dallo *hunyuan* qi primordiale

Hunyuan qi primordiale non fisico → *particella* → *materia fisica (atomo/molecola)* → *sostanza inorganica* → *sostanza organica* → *virus* → *cellula*.

All'interno di questa catena ci sono due punti cruciali. Il primo è la particella che si trova fra lo *hunyuan* qi primordiale non fisico e la materia fisica. L'altro è il virus. A rigor di termini un virus dovrebbe essere considerato un organismo perché possiede una sua struttura e una sua funzione ereditaria, tuttavia non è in grado di crescere o riprodursi al di fuori della cellula ospite.

2. Dopo la nascita di una singola cellula, l'organismo passa attraverso un lungo processo di evoluzione e alla fine diventa un essere umano.

Singola cellula → *cellule multiple* → *celenterati* → *artropodi* → *protocordati* →*invertebrati* → *umani*.

Come elemento finale della catena evolutiva gli esseri umani hanno accumulato l'intero contenuto della catena. Questo può essere visto dallo sviluppo prenatale degli esseri umani.

Cellule uovo fecondate (gli equivalenti di una singola cella) → *morula (cellule multiple)* → *periodo del doppio strato mesodermico (due strati mesodermici all'interno e all'esterno che sembrano un celenterato e con caratteristiche simili agli artropodi)* → *notocorda (l'equivalente dei protocordati)* → *il periodo somitico della formazione del tubo neurale (simile agli invertebrati)* → *completamento della fase embrionica con le caratteristiche di un feto umano.*

La catena evolutiva qui sopra esposta è una descrizione dell'immagine esterna. Si badi bene che anche con la formazione dei tratti umani un feto è ancora lontano dall'essere un "vero" essere umano. Un feto deve ancora sviluppare le caratteristiche di un essere umano come membro di natura e società. In realtà un feto umano (o persino un neonato) ha solo gli istinti base di un essere umano, ma non ha ancora sviluppato la sua coscienza (che è una speciale caratteristica dell'essere umano). La caratteristica mentale di un neonato è praticamente simile a quella di un australopiteco (un ominide estinto che visse fra i 3,9 e i 2,9 milioni di anni fa).

3. La catena evolutiva dagli ominidi australopitechi (animali) agli esseri umani.

L'evoluzione dalle scimmie antropomorfe agli esseri umani è caratterizzata principalmente dalla produzione e dall'uso di utensili di lavoro e dallo sviluppo di linguaggio e conoscenza. Lo sviluppo di linguaggio e conoscenza saranno qui discusse al fine di descrivere la catena evolutiva.

Primate (animale) con istinti di base → scimmia antropomorfa che ha iniziato ad apprendere come pronunciare le parole e a parlare → fase finale della scimmia antropomorfa che cammina in posizione eretta → homo sapiens con coscienza che poteva esprimere emozioni con semplici frasi → homo sapiens sapiens in grado di comporre frasi complesse e dotato di pensiero associativo → uomo della pietra (uomo moderno) che ha sviluppato un sistema di linguaggio e un pensiero immaginativo.

Ai nostri antenati ci sono voluti migliaia di anni per compiere questa catena evolutiva, ma ora questo processo può essere completato da un bambino entro i primi anni di vita. Un feto umano e un neonato sono simili a un australopiteco; un bambino di un anno è simile a un antico uomo scimmia; un bambino di diciotto mesi è simile alla fase finale degli uomini scimmia; un bambino di due anni è simile a un *homo sapiens*; un bambino di 3 anni è simile a un *homo sapiens sapiens*; e un bambino di 6 anni è un essere umano moderno.

Le tre catene derivative qui sopra riportate sono le diverse parti di una lunga catena e sono il compimento della ricerca scientifica moderna. Sebbene la descrizione evolutiva non è una creazione della Scienza del qigong, tutto ciò però fornisce una solida prova che ogni cosa deriva dalla stessa fonte: lo *hunyuan* qi primordiale.

(ii) La natura ha creato il genere umano, il genere umano sta creando (cambiando il corso naturale dello sviluppo) la natura.
Si può dire che la natura ha creato gli umani perché:
1. Gli esseri umani sono il prodotto evolutosi dalla più semplice materia in natura (lo *hunyuan* qi primordiale).
2. La natura fornisce le condizioni perché gli esseri umani sopravvivano. Il nostro metabolismo è un processo di scambio fra le sostanze fisiche, l'energia e l'informazione con la natura.
Tutte le parti del nostro corpo derivano dai materiali assorbiti dalla

natura. Persino i nostri organi e le loro funzioni sono sotto l'influenza delle condizioni geografiche, climatiche e geologiche della natura. L'evoluzione dagli ominidi agli umani è stata di fatto la stessa per tutti gli esseri umani della terra, tuttavia nelle diverse regioni gli esseri umani mostrano differenze marcate in termini di colore della pelle, tratti somatici, funzioni fisiologiche, etc. L'identità culturale, gli usi e i costumi, i principi morali, etc. variano notevolmente. E come sono potute sorgere tutte queste variazioni? Secondo la prospettiva olistica *hunyuan*, lo *hunyuan* qi di tutte le cose reagisce continuamente con lo *hunyuan* qi umano. Perciò ogni cambiamento significativo nell'ambiente esterno influisce sullo *hunyuan* qi umano e porta a una trasformazione. In seguito dopo un lungo lasso di tempo sorgono queste variazioni.

Oltre a questo fenomeno la natura crea anche le funzioni dei nostri vari organi (la funzione degli organi di senso come: occhi, orecchi, papille gustative, e ancora: abilità manuali, abilità mentali del cervello, etc. Le funzioni dei nostri vari organi sono molto diverse da quelle degli organi degli ominidi. Le differenze si sono manifestate tutte nel processo di riconoscere e cambiare la natura, e nelle trasformazioni scaturite dalla reazione fra lo *hunyuan* qi umano e lo *hunyuan* qi della natura. Diciamo perciò che la natura ha creato l'uomo.

D'altra parte anche l'uomo sta creando la natura. Interagiamo con la natura attraverso il lavoro che segue il nostro volere soggettivo trasformando l'ambiente a nostro beneficio. Secondo il sapere comune lo sviluppo della natura ha seguito il proprio ordine fino a quando non è avvenuta l'evoluzione degli esseri umani. La comparsa degli esseri umani ha sconvolto questa condizione completamente naturale, e l'intervento degli esseri umani e il loro lavoro hanno creato dei cambiamenti nella natura. Questi cambiamenti si riferiscono all'ambiente e alle risorse assimilate per la sopravvivenza. Questo è il processo di attuazione e il corso dello sviluppo florido dell'attività mentale umana: il processo di materializzazione della visione soggettiva (della mente) in un mondo oggettivo. È il processo che instilla l'informazione e l'energia degli esseri umani in sostanze oggettive. In altre parole, è la creazione di uno stretto legame fra gli esseri umani e la natura per formare un'entità olistica. In una certa misura la comparsa degli esseri umani ha avviato l'umanizzazione della natura: ogni cosa nel corpo umano proviene dalla natura e a sua volta la natura è divenuta una natura umanizzata; lo sviluppo della scienza moderna ha indirizzato violentemente lo sviluppo della natura secondo la nostra volontà. La terra e l'intero sistema solare sono pieni di informazioni del genere umano che creano così uno stretto legame fra esseri umani e natura.

(iii) L'essere umano è un'unità dell'entità olistica della natura.
Il corpo umano è in grado di riflettere l'olismo della natura. Come già discusso in precedenza, fra le cose presenti sulla terra gli esseri umani sono la sostanza di livello più elevata originatasi dallo *hunyuan* qi primordiale. La coscienza umana è il riflesso della funzione di questa particolare unità dell'universo. Dal punto di vista dell'universo dal momento che l'essere umano è una sua unità, la cognizione umana dell'universo è solamente la cognizione dell'universo di sé stesso. La differenziazione fra le nostre visioni soggettiva e oggettiva, e la distinzione fra esseri umani e natura sono dovute alla nostra tendenza a isolarci nel processo di esaminare un problema.

Se allargassimo le nostre vedute e osservassimo la catena evolutiva dell'universo realizzeremmo che gli esseri umani sono solo una componente nello sviluppo dell'universo. Persino gli umani moderni sono solo un ciclo nei vari cicli materiali della terra.

Sostanza naturale inorganica →sintesi in vari nutrienti → consumo da parte degli animali ed espulsione degli escrementi → frammentazione in microorganismi → ritorno alla natura.

Anche se gli esseri umani sono sul gradino più alto della catena derivativa, sono ancora un'unità dell'entità olistica dell'universo. Per questo motivo la composizione del corpo umano riflette le caratteristiche olistiche dell'universo (principalmente della terra). Il corpo umano contiene ad esempio i diversi livelli della materia e i modi in cui questa si muove.

1. Il corpo umano contiene tutti i livelli di materia dell'universo.
Fra tutti i livelli ci sono il livello biologico, il livello chimico composto (organico e inorganico), il livello chimico elementare, il livello dello *hunyuan* qi e così via. A livello biologico gli organi, i sistemi, i tessuti e le cellule rappresentano le caratteristiche dell'intero mondo animale. Anche lo sviluppo prenatale riflette l'evoluzione della linea germinale animale. A livello dei composti chimici il corpo umano contiene sostanze organiche come zuccheri, grassi, proteine, vari derivati del metabolismo e anche gli unici 20 tipi di amminoacidi presenti in natura. Ci sono anche molti tipi di sostanze inorganiche come i composti di: sodio, potassio, calcio, etc. La proporzione di acqua presente nel corpo è la stessa che si trova sulla terra. A livello chimico elementare le proporzioni degli elementi comuni come idrogeno, ossigeno, carbonio, azoto, fosforo, calcio, ferro, zolfo, sodio,

potassio, etc. sono simili a quelli della terra, e anche le proporzioni della maggior parte degli elementi rari sono simili a quelle della terra. A livello dello *hunyuan* qi le caratteristiche del qi del sistema nervoso centrale (*yiyuanti*) sono simili a quelle dello *hunyuan* qi primordiale.

Dal punto di vista dei tipi di moto, il corpo umano contiene anche tutte le forme di moto dell'universo. Nella scienza moderna queste sono il moto meccanico, chimico, biologico e i moti della mente. Nella Scienza del Zhineng Qigong a queste forme si aggiunge la trasformazione.

Siccome il corpo umano riflette l'olismo della natura, la ricerca della Scienza del qigong sul corpo umano è la chiave per rivelare tutti i segreti della natura.

ii. Gli esseri umani e la società sono un'entità olistica

Come tutti sappiamo un essere umano non è solamente una parte della natura, ma è anche un membro della società. Secondo la prospettiva olistica di uomo e natura la vita di un essere umano è contenuta nella sua relazione con gli altri esseri umani, nonché nelle restrizioni (regole, norme, etc.) della società. Chi è completamente isolato dalla società non è del tutto umano. Le attività vitali di un essere umano avvengono in un ambiente sociale. Il contesto sociale comprende le relazioni sociali (l'attività umana più basilare), la produzione, l'ambiente di lavoro, etc. Tutte queste forme di ambiente esterno che interagiscono con gli esseri umani sono altrettanti importanti fattori che conducono ai cambiamenti degli esseri umani attraverso i loro processi evolutivi. Il progresso degli esseri umani da esseri ignoranti a esseri civilizzati si attua per mezzo dei progressivi cambiamenti dell'ambiente e delle condizioni di produzione.

(i) Gli esseri umani creano la società e la società crea gli esseri umani.
Gli esseri umani sono una parte della natura, ma la loro caratteristica peculiare è la socialità. Perché la socialità è la caratteristica che contraddistingue gli esseri umani? Le somiglianze e le differenze fra esseri umani e natura sono analizzate nel testo che segue.

Le normali caratteristiche degli organismi sono la capacità di un metabolismo e di uno scambio con la natura di: materia, energia e informazioni al fine di conservare la vita. Tuttavia piante, animali ed esseri umani hanno le loro proprie caratteristiche. La caratteristica principale di sopravvivenza di una pianta è rappresentata dall'abilità di assorbire sostanze inorganiche, aria e luce (energia) per sintetizzare sostanze organiche. La principale caratteristica per la sopravvivenza di un animale è l'abilità di assorbire sostanze organiche e aria per convertirle in energia. Anche se la trasformazione metabolica dell'energia in materia e viceversa non è uguale per piante e animali, entrambe i processi avvengono naturalmente. Lo stesso processo metabolico avviene naturalmente negli esseri umani, tuttavia questo evento naturale accade sotto l'influenza della coscienza umana. Le attività vitali degli esseri umani comprendono la pratica di qigong. L'attività mentale e il linguaggio (che permette agli esseri umani di esprimere l'attività mentale) sono speciali caratteristiche degli esseri umani (ad esempio in una società).

Questo tratto distintivo degli esseri umani ha iniziato a costruirsi dall'epoca delle scimmie antropomorfe attraverso il processo di lavoro e di vita in gruppi, e con lo sviluppo contemporaneo dell'attività mentale e del linguaggio. La relazione fra esseri umani e società è inseparabile. Una volta che una società si è formata diventa l'ambiente in cui vivere. Le condizioni di produzione, la tecnica scientifica, le attività culturali, gli standard morali, etc., e in particolare il linguaggio che esprime i contenuti di tutte queste cose formano le condizioni di vita per la generazione successiva. Determina le modalità in cui la generazione successiva si svilupperà, e influenza persino lo sviluppo fisico della generazione futura. Ovviamente durante il corso delle loro vite le nuove generazioni continueranno a cambiare l'ambiente. Le condizioni di una società e degli esseri umani cambiano sempre congiuntamente.

Ci sono due modi con cui la società può influenzare lo sviluppo fisico (ontogenesi) del corpo umano. L'influsso della coscienza è uno dei modi, e verrà spiegato nella Teoria sulla coscienza. D'altra parte anche se il meccanismo dei bisogni fisiologici di esseri umani e animali sembra simile non è però identico. I bisogni fisiologici di un essere umano non sono esclusivamente i naturali e istintivi bisogni degli animali. Gli esseri umani hanno ben chiara l'importanza dei bisogni e creano loro stessi altri bisogni (esempio tipico sono le attività di promozione e pubblicità per un prodotto; inoltre l'abbigliamento non serve più solo a tenere al caldo; cibo e bevande non servono più solamente a conservare la vita). Il processo che soddisfa questi bisogni avviene coscientemente con pianificazione e obiettivi. Per fare questo gli esseri umani devono confrontarsi con la natura e questo processo avviene attraverso la società. Anche se una persona lavora in proprio, gli attrezzi e la conoscenza derivano dalla società; quindi si può dire che l'essere umano derivi dalla società.

E' spiacevole notare che la maggioranza degli esseri umani non abbia ancora realizzato la vera natura delle caratteristiche umane e, in molti aspetti, ancora confonda gli esseri umani come animali. Gli esseri umani hanno esplorato e stanno ancora studiando la natura per soddisfare i propri bisogni psicologici, ma non hanno ancora realizzato che per soddisfare la caratteristica che li contraddistingue devono concentrarsi sulla loro relazione con la società. La comparsa della società umana è un fenomeno naturale dello sviluppo dell'universo.

Qual è la differenza nella relazione che intercorre fra gli esseri umani, e fra esseri umani e natura? La prima si confronta con la connessione fra sostanze e coscienza, mentre la seconda riguarda la relazione fra coscienza e sostanze naturali. Si può quindi vedere che natura e società sono entrambi l'ambiente vitale degli esseri umani, ma la società è l'aspetto più importante per assicurare la materializzazione delle caratteristiche distintive del genere umano.

La società e gli esseri umani si stanno sviluppando ed evolvendo. Oggi gli esseri umani, così come la società, non sono più la stessa cosa del passato. La società crea gli esseri umani, e a loro volta anche gli esseri umani creano la società.

(ii) Con lo sviluppo degli esseri umani più sostanze naturali stanno entrando nella società.
Con lo sviluppo della scienza tecnica nella produzione industriale, le risorse naturali sono state utilizzate per soddisfare efficacemente i nostri bisogni. Questo porta anche alla creazione di strumenti (a partire dalle risorse naturali) che rappresentano l'estensione dei nostri organi nella società umana (ad esempio una lente di ingrandimento, un microscopio o una macchina a raggi X sono l'estensione dei nostri occhi; le automobili sono l'estensione delle nostre gambe). Con lo sviluppo esponenziale della tecnologia delle informazioni, i computer hanno permeato ogni livello della società portando allo sviluppo dell'intelligenza artificiale nel settore sociale e di produzione. Tutti questi eventi hanno fatto accelerare lo sviluppo materiale e spirituale degli esseri umani. L' "umanizzazione" delle sostanze naturali e la loro penetrazione nella società ha rafforzato le connessioni olistiche fra esseri umani e società e fra esseri umani e natura. Tutto ciò ha reso impellente per gli esseri umani lo studio olistico della natura. Dato che la Scienza del qigong nasce in questo contesto, la percezione di informazioni complete che non passino dal pensiero logico, o dagli organi di senso, verrà inevitabilmente sviluppata.

(iii) La propagazione delle idee (coscienza) è l'aspetto fondamentale dell'olismo della società.

Ci sono due mezzi per propagare le idee. Uno è attraverso scrittura ed espressione orale nella categoria delle CO. E' qualcosa che tutti noi stiamo imparando coscientemente e che possiamo applicare facilmente. L'altro mezzo non avviene tramite le CO, ma attraverso la ricezione e l'emissione con la mente dell'informazione olistica mentale. Questa è la categoria delle CS, ma le persone comuni non sono in grado di apprenderle di propria iniziativa e nemmeno sono capaci di disporne o di usarle semplicemente. Le CS sono ciò che gli esseri umani possiedono naturalmente (ad esempio la conoscenza corretta di un soggetto acquisita attraverso l'ispirazione è la riprova della ricezione dell'informazione olistica).

L'effetto delle CS e delle CO nella propagazione delle idee (coscienza) è mutata nelle varie epoche. Nei tempi passati quando il traffico e le vie di comunicazione erano limitati, gli esseri umani che abitavano diverse parti del mondo tuttavia, quasi contemporaneamente, inventavano: ceramiche, utensili di rame e ferro, etc.

Questo è qualcosa che lascia sconcertati molti ricercatori. Come potevano gli antichi diffondere queste conoscenze? Questo accadde perché altri stavano raccogliendo le informazioni olistiche divulgate dalla mente. L'attività mentale degli esseri umani antichi era semplice e le CS, in alcune persone, potevano manifestarsi facilmente. Quando c'era un'invenzione questa veniva riconosciuta dalle persone nelle circostanze e diveniva conoscenza comune. Quando l'informazione olistica di questa conoscenza aveva raggiunto una certa forza nel luogo d'origine poteva quindi essere raccolta spontaneamente da altri in possesso delle CS. Se costoro si trovavano altrove il tutto si manifestava come "creazioni" simili. Questo è il motivo per cui invenzioni complicate e importanti che erano conservate gelosamente come segreti potevano essere facilmente ri-create anche da altri. Questo accadeva nel passato e continua ad accadere ai giorni nostri.

Abbiamo una profonda comprensione dell'importanza delle lingue nell'espressione e nella propagazione delle idee. Siamo tuttavia ancora ignari dell'effetto e dell'importanza delle CS. Lo sviluppo della Scienza del qigong esporrà gradualmente il mondo alle CS, e una volta che le CS saranno applicate diffusamente avverrà un cambiamento di paradigma nella connessione olistica all'interno della società.

IV. La prospettiva olistica del corpo umano

Dalla prospettiva olistica *hunyuan*, un essere umano è l'entità olistica fatta da "essenza" (forma fisica), qi e mente. L' "essenza" (corpo fisico) è lo *hunyuan* qi condensato o il "recipiente" delle attività della vita umana. Il qi è la forma non fisica dello *hunyuan* qi del corpo che contiene tutte le attività vitali e nutre corpo fisico e mente. La mente è una speciale forma di qi corporeo umano: è l'esercizio (movimento) di *yiyuanti* (il qi del sistema nervoso centrale) e il comandante delle attività vitali. Queste tre componenti sono diverse forme di esistenza dello *hunyuan* qi umano e manifestano diverse funzioni. Sono interdipendenti e interagiscono l'una con l'altra a formare un'entità olistica organica. Non sono però allo stesso livello. L' "essenza" (corpo) è il fondamento della vita; dipende dal qi per il nutrimento, e dalla mente per coordinare le attività corporee. Al suo interno ci sono mente e qi. In una forma vitale di basso livello (come lo sviluppo prenatale degli esseri umani) il qi e la mente sono unificati all'interno del corpo a beneficio della crescita fisica. Il qi è connesso con corpo e mente ed è il mezzo per l'unione di mente e corpo. Il qi è materia senza forma o immagine che mantiene ed esprime l'olismo delle attività vitali. Il qi è capace di condensarsi per formare il corpo fisico e può anche trasformarsi all'interno della mente (il qi del sistema nervoso). L'unificazione di corpo e qi sotto il comando della mente è il requisito affinché si manifestino le CO. Il primo passo nello sviluppo delle CS richiede l'unificazione di corpo e mente con il qi. L'emissione del qi esterno al fine di provocare dei cambiamenti in una sostanza è l'espressione di questa condizione. A un alto livello di pratica di qigong, il qi e il corpo possono unificarsi con la mente e raggiungere l'abilità di provocare l'apparizione e la scomparsa del corpo fisico a piacimento.

L'entità olistica di un essere umano ha molti livelli e forme. Ogni parte del corpo racchiude lo *hunyuan* qi che contiene le caratteristiche olistiche di un essere umano. Questo spiega perché ogni parte del corpo può riflettere le caratteristiche olistiche di un essere umano. La condizione degli organi interni può essere ad esempio rilevata dall'osservazione dei segni sulla lingua (colore, patina, etc.) e dalle "cinque ruote e otto cinture". Le cinque ruote sono le cinque zone dell'occhio dalle zone esterne a quelle interne descritte in questo modo: la "ruota della carne" è la palpebra ed è in relazione al pancreas; la "ruota del sangue" è il canto ed è in relazione al cuore; la "ruota del qi" è la congiuntiva bulbare con la sclera ed è in relazione ai polmoni; la "ruota del vento" è la cornea ed è in relazione al fegato; la "ruota dell'acqua" è la pupilla ed è in relazione ai reni. Le otto cinture è il termine complessivo per le otto regioni oculari esterne.

Al giorno d'oggi "Le tre posizioni e le nove indicazioni" dell'auscultazione del polso della Medicina tradizionale cinese sono patrimonio di conoscenza comune. E anche la riflessologia di mano, piede e persino l'iridologia sono ora largamente accettate.

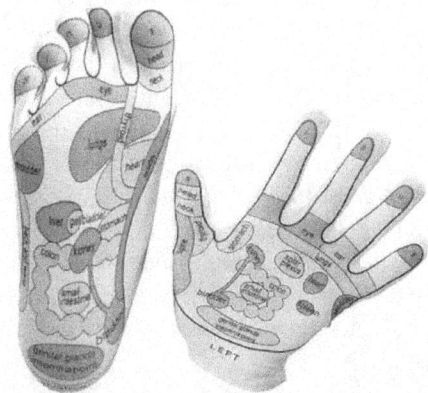

Diagramma dei punti di agopuntura di piede e mano

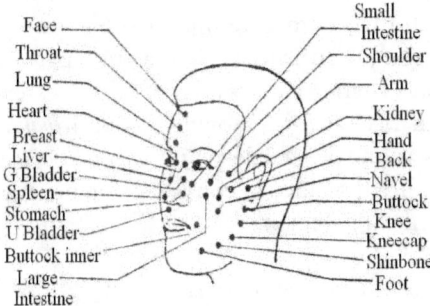

Diagramma dei punti di connessione del viso con i sistemi corporei

Nel *Classico interno di Huangdi*, *Il perno miracoloso* (Capitolo sui cinque colori), si menzionano chiaramente le zone del viso e la loro relazione con gli organi.

Dal 1976 al 1977, nell'Ospedale Longhua (affiliato dell'Ospedale dell'Università di medicina cinese di Shanghai), come descritto nei testi, furono condotti 1251 casi di anestesia tramite agopuntura. La percentuale di successo si attestò al 96% provando che le scoperte degli antichi erano corrette.

V. Le caratteristiche della prospettiva olistica *hunyuan*

i. La prospettiva olistica *hunyuan* è un monismo materialistico dell'unificazione di materia e spirito (coscienza)

Nella Teoria olistica *hunyuan* la mente è una particolare manifestazione dello *hunyuan* qi risultante dall'esercizio di *yiyuanti* (il qi del sistema nervoso centrale). Ciò significa che la mente è una forma di movimento (esercizio) di una particolare materia. Non solo condivide delle similitudini con lo *hunyuan* qi del corpo, ma è anche simile allo *hunyuan* qi della natura (*hunyuan* qi primordiale). E' in grado di causare cambiamenti allo *hunyuan* qi del corpo e anche allo *hunyuan* qi del mondo esterno. Questi fattori non solo forniscono la teoria fondamentale della Scienza del Zhineng Qigong, ma forniscono anche le basi su come possa essere realizzato il detto "trasmutare l'essenza in qi, trasmutare il qi in spirito [coscienza]". Se la mente e il qi fossero due sostanze completamente diverse non ci sarebbe alcun modo di trasmutare il qi in spirito.

ii. Nella prospettiva olistica *hunyuan*, *yiyuanti* si trova a un livello superiore dello *hunyuan* qi primordiale

Lo *hunyuan* qi primordiale non ha forma, immagine, massa o energia. È materia uniforme e pura che, sebbene sia difficile da descrivere a parole, può evolvere in cose che possiedono energia e massa, compresi gli esseri umani stessi. La mente umana è il risultato del movimento di *yiyuanti*. *Yiyuanti* si forma dopo che lo *hunyuan* qi delle cellule cerebrali si è coeso a un certo livello. Ha un rapporto di interdipendenza con il sistema neurale fisico, ma in una certa misura è anche indipendente.

Yiyuanti non ha massa o forma; è senza immagine o energia. Quando è fermo è completamente uniforme, tuttavia quando si attiva può mobilizzare l'energia al punto da apportare dei cambiamenti qualitativi. In questo è molto simile allo *hunyuan* qi primordiale. Può riflettere le sostanze del mondo esterno così come le proprie attività interne. Possiede la coscienza e l'iniziativa per effettuare cambiamenti sulle sostanze; può influire sulla natura perché cambi secondo la propria visione soggettiva. Se comparassimo *yiyuanti* allo stato completamente naturale dello *hunyuan* qi primordiale, dovremmo convenire che *yiyuanti* è di un livello decisamente più alto. Lo *hunyuan* qi primordiale è il fondamento e l'origine di tutte le sostanze dell'universo; ed è anche presente in tutti i livelli della materia. Essendo *yiyuanti* al livello più alto è in grado di permeare la materia fino al livello più basso. Inoltre la naturale evoluzione del mondo naturale sta cambiando a causa del fatto che la materia è ai livelli più bassi. Il grado di libertà raggiunto dagli esseri umani ha anche influito sull'evoluzione dei pianeti.

iii. I livelli della prospettiva olistica *hunyuan*

Secondo la teoria olistica *hunyuan* tutte le entità si formano dalla trasformazione di due o più sostanze. Questo permette all'entità olistica di essere presente a molti livelli. Può esprimere sé stessa come un livello all'interno del processo trasformativo, ma anche al livello di un'entità completa. Nell'universo ci sono molti livelli (o sottocategorie di una sostanza). Nel caso delle sostanze fisiche queste consistono di materia vivente e non vivente. Come entità olistica, il corpo umano piò essere suddiviso in sottocategorie o livelli che richiedono attività fisiche, chimiche, biologiche, mentali, etc. Riassumendo un'entità olistica è formata dalla trasformazione delle sue varie componenti. Per capire il significato di un'entità olistica devono essere tenuti a mente i seguenti punti:

(i) Per studiare la sequenza di cambiamento di un soggetto dovremmo trattarlo come un'entità olistica. Dovremmo anche trattarlo come una parte o sottocategoria di un'entità olistica a livelli superiori. Gli studi sul soggetto dovrebbero essere condotti nel contesto di un livello olistico superiore. L'entità olistica di un soggetto è solo una parte della più grande e superiore entità olistica entro cui si trova. Le caratteristiche di un soggetto sono il risultato dell'interazione fra le diverse parti e dell'interazione con l'ambiente circostante.

(ii) I diversi livelli delle sostanze dovrebbero essere studiati con approcci pertinenti e appropriati. Nella scienza moderna abbiamo diversi approcci: la chimica, la biologia, la fisica, etc. Nel qigong, gli studi di un olismo umano a diversi livelli hanno contribuito alla creazione di molte forme con diverse teorie e metodologie. Ci sono ad esempio sistemi di qigong basati sullo *yin-yang*, sui tre elementi, sulle cinque fasi, sugli otto trigrammi, etc.

(iii) Dal momento che tutti i livelli di qi sono presenti all'interno di una più grande entità olistica, questi condividono una similitudine compatibile con tutti i livelli e le componenti dell'entità. Se si potesse identificare questa similitudine allora si sarebbe anche in grado di prendere la posizione di comando dell'entità olistica (il livello più fondamentale è il livello del qi primordiale; tutto il resto, lo *yin-yang*, le cinque fasi, i tre elementi, etc. sono secondari). La teoria e la metodologia del Zhineng Qigong si fondano su questo concetto.

(iv) Ogni livello può trasformarsi in un altro livello. Una sostanza a un livello basso può spostarsi a un livello più alto (proprio come accade nell'evoluzione). Una sostanza a un livello elevato può allo stesso modo perdere le caratteristiche relative e retrocedere a un livello più basso. Ad esempio un neonato non può sviluppare la giusta coscienza e retrocedere a un livello animale. I bambini ferini (il ragazzo lupo, etc.) sono esempi di questo fatto. Un animale morto può fare ritorno al livello delle sostanze non viventi; la materia fisica può dissolversi in energia, etc. Ogni livello ha le sue corrispondenti caratteristiche e non è una semplice somma dei livelli inferiori.

iv. Nella prospettiva olistica *hunyuan,* tempo e spazio non hanno confini

Secondo la prospettiva olistica *hunyuan* sia il tempo che lo spazio sono senza confini nell'universo. Anche se tutta la materia all'interno dell'universo non è infinita in termini di spazio e tempo, tuttavia i suoi confini non si possono facilmente demarcare. Lo *hunyuan* qi primordiale e lo *yiyuanti* non sono limitati dal tempo e dallo spazio e l'entità olistica di una sostanza fisica non ha un confine fisso o ben demarcato in termini spazio-temporali. Il confine (spazio) dello *hunyuan* qi attorno a una sostanza fisica è difficile da determinare, e lo stesso è per il processo di cambiamento (tempo). Ad esempio la forma e lo spazio occupato da una foglia che deve ancora crescere dallo stadio di germoglio può essere fotografato dalla fotografia elettromagnetica. Questa è anche la teoria fondamentale con cui i maestri di qigong sono in grado di predire il futuro e leggere i cambiamenti che sono avvenuti in passato.

v. L'olismo di ospitante (soggetto di studio) e ospitato (ricercatore)

Con "ospitante" qui ci riferiamo all'attività mentale (o più accuratamente alle CS) del ricercatore. L' "ospitato" è il soggetto, che può essere le attività vitali del ricercatore e il mondo oggettivo sotto studio. Nella prospettiva olistica *hunyuan*, il soggetto e la persona che conduce lo studio hanno un alto grado di consistenza e manifestano un olismo fra di loro.

(i) Quando un praticante osserva le proprie attività vitali (attraverso la ricerca introvertita) le CS attraverso cui viene condotta l'osservazione sono parte delle attività vitali; l'attività vitale sotto osservazione è il soggetto che è anche parte dell'entità olistica del praticante. L'ospitante e il soggetto hanno simili identità. In questa forma di studio ospitato e ospitante si uniscono nel processo della pratica.

(ii) Quando le CS sono usate per lo studio del mondo esterno si sta esegue allora la funzione olistica per cambiare la caratteristica olistica del soggetto unificando soggetto di studio e ricercatore in un'entità olistica integrata. Questo permette al ricercatore di legare insieme osservazione e processo di valutazione (pensiero), e di presentare l'istantanea realizzazione del fenomeno che diventa possibile perché l'informazione olistica è rilevata.

Sezione terza: Lo *hunyuan* qi umano

Lo *hunyuan* qi umano è il più complesso e il più alto livello di *hunyuan* qi presente in natura. Si è sviluppato attraverso il processo di formazione degli esseri umani. Questo processo di sviluppo può essere suddiviso in quattro sezioni:

I. Lo *hunyuan* qi di un ovulo fecondato

Lo *hunyuan* qi di un ovulo fecondato si forma durante il processo di fecondazione di un ovulo da parte di uno spermatozoo. E' chiamato qi pre-prenatale. I praticanti dell'antichità hanno riconosciuto che in natura solo il qi senza forma e immagine può essere definito come qi pre-prenatale.

La scienza medica moderna ha concluso che un ovulo fecondato si forma dalla diretta fusione fra l'ovulo stesso e uno spermatozoo. Questo è dovuto al fatto che sia lo spermatozoo che l'ovulo hanno 23 cromosomi, ovvero la metà di una normale cellula. Accoppiando i due si forma una cellula completa. Questa è l'osservazione macroscopica in contrasto con l'osservazione di natura microscopica del qigong. Nella scienza moderna e nelle prospettive del qigong antico i cambiamenti di tutte le sostanze si sono dovuti evolvere attraverso i livelli sia macroscopico che microscopico. Perché una sostanza fisica cambi in un'altra sostanza si deve sviluppare lo stadio "dal qualcosa al nulla" dove l'originale sostanza scompare, per giungere poi allo stadio "dal nulla al qualcosa" dove viene formata la nuova sostanza. Lo stesso processo si applica alla formazione di un ovulo fecondato.

Se uno spermatozoo e un ovulo si fondono insieme solo perché ognuno di essi ha 23 cromosomi con cui contribuire alla formazione di una cellula completa, allora perché non si possono integrare due spermatozoi o due ovuli per formare una cellula? Questo indica che gli spermatozoi e gli ovuli mostrano identiche caratteristiche all'interno di loro stessi e non sono perciò in grado di integrarsi fra di loro. Tuttavia, dal momento che spermatozoo e ovulo hanno differenti identità mostrano una reciproca attrazione. Gli esperimenti hanno dimostrato che quando è avvenuta la fusione fra lo spermatozoo e l'ovulo non è più possibile l'integrazione con altri spermatozoi e ovuli; entrambi perdono la loro caratteristica di attrarre. Da questo stadio inizia la formazione delle caratteristiche dell'ovulo fecondato.

Nell'arco di tempo in cui avvengono i cambiamenti che portano alla perdita delle caratteristiche di spermatozoo e ovulo e alla formazione delle caratteristiche di un ovulo fecondato, si verificano un certo numero di cambiamenti che la sfera macroscopica non è ancora stata in grado di rivelare, ma che dalla prospettiva microscopica possiamo ben comprendere. Secondo la fisica moderna quando il tempo è più breve di 10^{-44} di secondo e lo spazio è più piccolo di 10^{-33} di centimetro, i cambiamenti di una sostanza non possono essere distinti da passato, presente e futuro. Quindi nel processo di formazione di un ovulo fecondato c'è un momento dove le caratteristiche di spermatozoo e ovulo scompaiono (dal qualcosa al nulla), e un processo di formazione delle caratteristiche di ovulo fecondato (dal nulla al qualcosa). C'è un "intervallo" della forma fisica (scomparsa) fra i due cambiamenti. Questo intervallo non è proprio il nulla, ma uno speciale stato della materia che viene riconosciuto come qi pre-prenatale. L'ovulo fecondato proviene da questo qi. Naturalmente il qi pre-prenatale non è la semplice somma dello *hunyuan* qi dello spermatozoo e dell'ovulo; in altre parole l'ovulo fecondato non è la meccanica fusione di sperma e ovulo.

II. Lo *hunyuan* qi di un feto

Una volta che l'ovulo fecondato si è formato non esisterà più una forma invisibile del solo qi; la forma fisica condensata sarà altrettanto presente. L'embrione continua a duplicarsi e a svilupparsi da una singola cellula a un feto con organi, corpo e arti. Questa è una ripetizione del processo di evoluzione degli esseri umani da un organismo unicellulare a un organismo multicellulare. In questo stadio è sufficiente il metabolismo di un organismo di basso livello. Una volta che il sistema nervoso si è sviluppato l'organismo attraversa un cambiamento di paradigma.

Nel caso dei vertebrati, il corpo intero si sviluppa intorno al sistema neurale. Per gli esseri umani l'essenza (forma fisica), il qi e la coscienza (spirito) iniziano a formarsi in questo stadio e progrediscono fino allo sviluppo in un feto maturo. Durante questo processo anche lo *hunyuan* qi si sviluppa di conseguenza cambiando dallo stato in cui è composto dalle caratteristiche di un ovulo fecondato allo *hunyuan* qi di un feto completo. I praticanti dell'antichità chiamarono lo *hunyuan* qi di questo stadio: qi prenatale o qi innato, ovvero l'espressione dell'entità olistica, omogenea e completa del feto.

Un feto consiste delle caratteristiche di essenza, qi e coscienza, ma queste non hanno ancora manifestato funzioni indipendenti. Anche se la ricerca scientifica moderna ha rilevato onde *theta* nel cervello di neonati di 6-7 mesi di età, il cervello non è ancora in grado di rispondere agli stimoli. In questo stadio non c'è ancora coscienza o conoscenza; le attività neurali sono principalmente di natura subconscia e l'attività automatica del cuore rappresenta la principale attività neurale. L'impulso che genera i tessuti è il nodo seno-atriale localizzato nel ventricolo destro. E' possibile che questa condizione prenatale sia la base del detto della Medicina tradizionale cinese: «il cuore alloggia lo spirito».

Tutte le attività neurali di un feto (l'attività neurale automatica del cuore e l'attività neurale spinale) seguono i requisiti di sviluppo del feto e non effettuano adattamenti all'ambiente circostante dal momento che il feto normalmente non riceve stimoli. Un feto non respira attraverso i polmoni e l'approvvigionamento del qi (ossigeno e altri nutrienti) avviene principalmente attraverso il cordone ombelicale attaccato alla madre. Dal momento che il feto non è indipendente e non mostra normali attività neurali o normali movimenti fisici, il qi della madre è principalmente dedicato alla crescita del feto. In altre parole il qi del feto è principalmente usato per assicurare il successo del processo di rapida duplicazione della cellula e per svilupparsi da una singola cellula a un bambino di 9 mesi al termine della gestazione. Durante il periodo prenatale il corpo intero (oltre agli organi interni con l'eccezione del cuore) è fondamentalmente in uno stato di quiete senza moto. La principale attività è nel metabolismo a livello cellulare per lo sviluppo di: tessuti, sistemi e organi.

Per riassumere, durante il periodo prenatale, le funzioni di essenza, qi e coscienza sono tutte concentrate nello sviluppo del corpo fisico. Le funzioni di queste tre componenti sono praticamente identiche e sono strettamente legate insieme. I praticanti del passato chiamarono questo stadio olistico non cosciente «*hun tun*» o condizione prenatale. Le caratteristiche sono: la coscienza rimane all'interno del qi; il qi rimane all'interno del corpo; corpo, qi e coscienza sono uniti insieme in una condizione indifferenziata. E' possibile che questa sia la condizione come immaginata nel detto antico di «ritornare al prenatale». Questa è la speciale caratteristica olistica di un feto dove lo *hunyuan* qi è distribuito omogeneamente in tutto il corpo per assicurare uno sviluppo appropriato.

III. Lo *hunyuan* qi dei neonati

Dopo la nascita, un bambino inizia le proprie attività vitali indipendenti. Tutti i sistemi del corpo, e in particolare gli organi interni, iniziano a mettere in atto le loro relative funzioni. L'omogeneità delle attività vitali durante il periodo prenatale in cui tutti gli organi erano a riposo viene a questo punto interrotta. Lo *hunyuan* qi di un bambino passa attraverso la trasformazione dallo stadio prenatale (innato) a quello postnatale (acquisito).

Dopo che il cordone ombelicale è stato tagliato il bambino diventa un organismo indipendente. La prima attività vitale autonoma è il pianto per espirare e quindi inspirare aria fresca. Questo è il cambiamento qualitativo nella modalità di vita. Per prima cosa cambia la fonte del qi passando dall'ombelico ai polmoni, mentre il centro di eccitamento neurale passa dal cuore al cervello. Il cervello ha un'abbondante quantità di fluido spinale che inizia a muoversi, e con una posizione eretta il fluido spinale comincia anche a fluire in basso. Questi sono i cambiamenti dallo stato prenatale allo stato postnatale. Durante il periodo prenatale il qi è conservato nell'ombelico, mentre la coscienza è nascosta all'interno del cuore e l'essenza è contenuta nel cervello. Dopo la nascita il qi sale ai polmoni, la coscienza sale al cervello e l'essenza fluisce in basso nei reni.

Tuttavia il cambiamento da prenatale a postnatale non si completa immediatamente dopo la nascita. I cambiamenti postnatali di coscienza ed essenza devono essere completati gradualmente. Con il taglio del cordone ombelicale viene meno un canale di escrezione dei residui. Quindi l'anidride carbonica deve essere espulsa attraverso i polmoni che sono i primi a mettersi in funzione. I reni espelleranno altri residui e così anche loro si metteranno in moto. Successivamente il bambino avrà bisogno del fegato per mettere in atto l'eliminazione delle tossine e il cuore assume il compito del nuovo tragitto della circolazione sanguigna. I neonati iniziano ad assimilare il latte solo dopo 2 o 3 giorni dalla nascita.[18] Dopo che tutti questi cambiamenti sono avvenuti le attività degli organi interni di un bambino mutano nello stadio postnatale.

Una volta che sono avvenuti i cambiamenti postnatali si forma una forte connessione fra l'essere umano e la natura. L'atto respiratorio passa

---

18 Il neonato il primo giorno assume non più di 7 ml di latte, per poi passare nel secondo giorno all'assunzione di 10-14 ml. L'assunzione di 30 ml circa, non avviene di solito prima di 48-72 ore.

attraverso i polmoni, il cibo è assunto ed escreto attraverso gli organi dell'apparato digestivo e la bile è eliminata dal fegato nell'intestino. Tutte queste attività sono esempi della nostra connessione con la natura. Distribuendo il sangue nelle arterie e a tutti gli organi interni, il cuore stabilisce un contatto diretto con il mondo esterno. Inoltre il cuore distribuisce il sangue anche alla pelle per attuare gli scambi con la natura. Gli scambi fra gli organi interni e la natura conducono alla formazione e all'entrata in funzione del sistema dei meridiani.

Il processo di assorbimento del qi dalla natura e la trasformazione del qi da cibo e acqua mostrano caratteristiche simili al sistema dei meridiani. Tuttavia a causa delle differenti attività degli organi e dei sistemi, i canali in cui scorre il qi, connessi ai diversi organi, lentamente si sviluppano in individuali canali specifici degli organi. Questa caratteristica è formata dallo *hunyuan* qi prenatale, dalle caratteristiche delle funzioni postnatali degli organi e dai sistemi, oltre al qi acquisito dalla natura, dal cibo e dall'acqua.

I canali di qi sono presenti lungo tutto il corpo e connettono il corpo umano in un'entità organica e olistica. Tuttavia per la limitazione dei suoi tragitti e per le caratteristiche dei loro organi specifici, i canali non sono in grado di nutrire tutte le parti del corpo. Non possono quindi trasformare il corpo umano in un'entità integrata. Ogni canale ha però molte ramificazioni chiamate collaterali e un grande punto collaterale. Il qi di ogni canale può disperdersi attraverso i collaterali (simili a delle "strade di qi" nell'antica Medicina tradizionale cinese) e i punti collaterali per mescolarsi ai vari organi e ai sistemi, e infine riempire il corpo intero per provvedere alle attività vitali. Questo qi è fatto del qi proveniente dai vari canali specifici e contiene quindi sia le caratteristiche del qi prenatale che del qi postnatale. Il qi manifesta le più fondamentali caratteristiche del corpo umano.

IV: Lo *hunyuan* qi degli esseri umani

Ciò di cui abbiamo parlato precedentemente è lo *hunyuan* qi dell'"essere umano naturale" (parliamo di "essere umano naturale" perché le attività vitali umane seguono l'ordine di natura). Un essere umano è tuttavia anche il membro della società. D'altro canto l' "essere umano sociale" si riferisce al fatto che le attività vitali umane richiedono la partecipazione dell'attività mentale. Il neonato inizia le sue attività vitali immediatamente, ma deve ancora diventare un essere umano completo. Ha ancora bisogno di ricevere le informazioni e il linguaggio degli umani per poter costruire il secondo sistema di segnalazione[19] e produrre così le attività mentali. Il bambino ferino ha le caratteristiche fisiche di un essere umano, ma non il suo linguaggio e l'attività mentale, e per questo non è in grado di svilupparsi in un vero essere umano. Un "bambino lupo" scoperto nel dicembre del 2007 mentre viveva con un branco di lupi in una remota foresta della regione Kaluga nella Russia centrale, ha dato una chiara prova di tutto questo. Il neonato ha pochi dendriti fra le cellule cerebrali le quali necessitano di stimoli dal mondo esterno per crescere e trasformarsi. L'esposizione al mondo esterno e la ricezione di energia, informazioni e altri stimoli esterni provocano l'eccitamento delle cellule cerebrali e promuovono la crescita di dendriti per rafforzare la funzione delle cellule cerebrali. Abbiamo detto in precedenza che i mutamenti postnatali devono essere completati gradualmente; la "coscienza" deve salire fino alla corteccia cerebrale per poter produrre l'attività mentale. Gli arti di un neonato si muovono insieme quando piange perché la condizione di omogeneità e interezza del periodo prenatale non è ancora cambiata completamente. Le funzioni delle varie componenti saranno solo differenziate dal successivo stimolo proveniente dal mondo esterno.

Lo stadio in cui avviene questa differenziazione permette alle specifiche funzioni delle varie parti del corpo di materializzarsi. Al contempo il processo permette alla "coscienza" di espandersi e unirsi al corpo. Ad esempio prima che la coscienza salga fino al cervello, il neonato deve ancora acquisire la capacità di vedere. Nel momento in cui vede un oggetto distante che non può raggiungere cercherà comunque di afferrarlo con la sua mano. Attraverso la ripetizione di pratica e cognizione viene quindi sviluppata la percezione della distanza. Quando un bambino inizia a muoversi e impara ad afferrare gli oggetti, la sua azione non è né accurata, né ferma. La ragione sta nel fatto che la mente non si è ancora unita sufficientemente bene col corpo per produrre i movimenti. Dal punto di vista del qigong, oltre a corpo e mente anche il qi deve essere coinvolto per poter produrre i movimenti. Per creare un movimento abbastanza corretto la mente si deve unire al qi. Lo *hunyuan* qi degli esseri umani si può dire veramente formato quando si è in grado di usare il sistema nervoso centrale per controllare le varie parti del corpo al fine di produrre i movimenti e unire il comando mentale all'attività del qi;

---

19 [...] Pavlov aveva distinto due sistemi di segnalazione: il primo rappresentato dagli stimoli classici (comuni a uomini e animali) e il secondo rappresentato da quelli verbali (solo per gli uomini) usati per segnalare le variazioni dell'ambiente e regolare il comportamento. Cfr.
http://it.wikipedia.org/wiki/Riflessologia_(psicologia)
http://it.wikipedia.org/wiki/Riflessologia_(psicologia)

ottenendo quindi la condizione di "il qi si muove con la mente". Con l'accoppiamento di qi e mente non ci sarà più solamente il qi del corpo perché lo *hunyuan* qi della mente e il qi si saranno a quel punto integrati.

Una volta che lo *hunyuan* qi dell' "essere umano naturale" (il neonato) seguirà il comando della mente diventerà il genuino *hunyuan* qi umano. Da questo si evince che la differenza fra lo *hunyuan* qi umano e il qi di canali e collaterali non è rappresentato da un rapporto fra un'entità completa e le sue parti, ma dalla differenza di livello.

Per riassumere lo *hunyuan* qi umano si forma dallo *hunyuan* qi prenatale e dal corpo fisico da esso prodotto, oltre alle caratteristiche delle attività postnatali. Dal punto di vista dei meccanismi del qi, lo *hunyuan* qi umano è il canale di qi cumulativo che si diffonde e si mescola per tutto il corpo, ed è permeato dalla mente che esercita su di esso una funzione di comando. Questo concetto è di particolare importanza per i praticanti principianti di qigong.

V. Distribuzione e funzioni dello *hunyuan* qi del corpo umano

La distribuzione dello *hunyuan* qi umano nei vari sistemi e organi del corpo non è uniforme. Come è già stato detto in precedenza lo *hunyuan* qi di un feto o di un neonato è distribuito omogeneamente all'interno del corpo. Con l'aumento dei contatti col mondo esterno la nostra risposta diventa orientata all'esterno e così accade anche per l'attività mentale.

Con l'approfondimento e l'ulteriore sviluppo dell'attività mentale, e con la stretta connessione fra lo *hunyuan* qi e l'attività mentale, la distribuzione uniforme dello *hunyuan* qi del corpo viene interrotta e a questo segue la tendenza dell'attività mentale a estrovertirsi. Lo *hunyuan* qi delle componenti del corpo che vengono usate di frequente (come mani, piedi, pelle e i vari organi di senso) aumenta gradualmente man mano che le loro funzioni diventano più forti. In queste condizioni, nel corpo intero, negli organi interni e perfino a livello cellulare, lo *hunyuan* qi ha la tendenza a fluire all'esterno. Quindi i tessuti membranosi e la funzione delle caratteristiche esterne rimangono forti. Sebbene questo concetto differisca dalla teoria della Medicina tradizionale cinese, i praticanti di qigong che concentrano la loro pratica a livello membranoso di fatto fanno esperienza di quanto detto fin'ora. Un punto di vista simile è anche menzionato in *Teoria sul tessuto membranoso; Il classico della trasformazione dei legamenti per la salute* (pubblicato nel 1896).

Oltre alla caratteristica tendenza estrovertita della distribuzione dello *hunyuan* qi umano ci sono anche le differenze nella distribuzione dovute alla diversità nelle qualità di corpo, qi e mente. I centri di raccolta (*dantian*) e le funzioni dello *hunyuan* qi umano contribuiscono inoltre a creare queste differenze. Il qi del corpo umano potrebbe essere diviso nelle seguenti parti:

1. Lo *hunyuan* qi corporeo (*Quti hunyuan qi*).
Questo è localizzato nel *dantian* inferiore (a livello di ombelico e *qihai*) e viene distribuito lungo tutto il corpo per tutti i sistemi, comprese le cellule degli organi interni. Il suo scopo è formare e disintegrare (oltre ad altre varie attività come il metabolismo) tutte le cellule corporee; possiede inoltre il contenuto più fondamentale dello *hunyuan* qi umano.

2. Lo *hunyuan* qi degli organi interni (*Zang zhen hunyuan qi*)
La formazione e la trasformazione delle varie parti del corpo non avvengono indipendentemente, ma sono sotto il controllo dell'ordine di trasformazione del qi fatto di procreazione, crescita, trasformazione, contrazione e conservazione. Queste funzioni sono sotto il comando dei cinque organi interni e sono collegate alle caratteristiche di ogni organo e anche strettamente interrelate alle emozioni che a loro volta sono associate agli organi. Questi fatti hanno mostrato l'importanza dello *hunyuan* qi degli organi interni del corpo umano. Tuttavia i cinque organi interni non lavorano indipendentemente, piuttosto sono un'entità olistica organica. Quindi gli organi interni formano un sistema ausiliario dello *hunyuan* qi umano: lo *hunyuan* qi degli organi interni. Questa regione, chiamata "palazzo di *hunyuan*" (*hunyuan wei*), è situata al centro dei cinque organi, al centro della parte superiore dell'addome.

Lo *hunyuan* qi degli organi interni è coinvolto nelle funzioni endocrinologiche degli organi interni stessi. Non si tratta dello stesso *hunyuan* qi che mantiene le attività corporee. La mente non può essere usata per controllare l'attività degli organi interni perché questi ultimi sono influenzati dalle emozioni. Questo fatto pone le basi per l'attrazione del qi per mezzo del suono, con particolare riferimento alla regolazione delle emozioni che viene praticata nella Forma dei cinque in uno.

3. Lo *hunyuan* qi della coscienza (*yiyuanti*)
Questo aspetto verrà discusso nella teoria di *yiyuanti*.
Naturalmente i tre tipi di *hunyuan* qi di cui si è parlato sopra sono ausiliari allo *hunyuan* qi umano. Sono ben connessi e si scambiano in precise circostanze per preservare le attività vitali olistiche del corpo umano.

Il fondatore del Zhineng Qigong
Il Dott. Pang Ming, professore associato

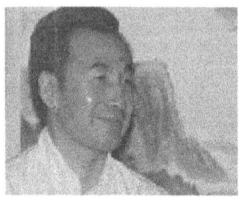

Pang Ming, chiamato anche Pang He Ming, nasce nel settembre del 1940. E' stato presidente del Centro Huaxia di addestramento di Zhineng Qigong., membro del Comitato del Centro cinese di ricerca per la scienza del qigong e presidente del Collegio dei consiglieri della Società di ricerca del qigong di Pechino.

Sin dalla giovinezza Pang Ming è stato influenzato dalla pratica della Medicina tradizionale cinese (in particolare dall'agopuntura), dal qigong e dalle arti marziali. Nel 1958 si laurea alla Facoltà di medicina di Pechino, dopo di ché inizia a praticare la medicina occidentale. Dal 1958 al 1962 il Dott. Pang studia la medicina cinese all'Associazione di medicina cinese di Pechino e successivamente comincia la pratica della medicina cinese. Mentre studia la medicina cinese inizia anche la sua ricerca nel qigong. Agli inizi studia il buddhismo e pratica il qigong di matrice buddhista. Dal 1964 in poi aumenta il suo allenamento nelle arti marziali. Dal 1970 segue gli insegnamenti di vari grandi maestri daoisti (ma anche non settari) e effettua ricerche sui vari testi daoisti sul qigong. La sua conoscenza sia di mecina cinese che di medicna occidentale gli dà una solida base per il suo lavoro di ricerca. D'altra canto la sua conoscenza del qigong migliora notevolmente la sua pratica medica. Nel 1979 il Dott. Pang fonda la prima organizzazione di qigong intesa per un vasto pubblico: la Società di ricerca del qigong di Pechino.

Il Dott. Pang inizia le ricerche sul qigong tradizionale a partire dai primi anni '70 e crea il Zhineng Qigong nel 1982. Da quel momento in poi viaggia in varie parti della Cina per tenere conferenze sul qigong. La sua figura è stata ampiamente accettata e grandemente rispettata dai praticanti di qigong. Nel 1987 diviene il Vice direttore della Facoltà di sport orientali dell'Università Nanding Dai dove tiene delle lezioni sul Zhineng Qigong. Nel 1989 fonda a Shijiazhuang (Hebei) la Scuola di Zhineng Qigong.

Nel novembre del 1991 sposta il centro a Qinhuangdao e cambia il nome in Centro Huaxia di addestramento di Zhineng Qigong. Fra il 1992 e il 1995 crea il Centro Huaxia di ricerca di Zhineng Qigong dello Hebei e il Centro Huaxia di riabilitazione di Zhineng Qigong dello Hebei (che è stato probabilmente il più grande ospedale senza medicine nella storia del mondo intero). Durante gli anni il centro ha trattato più di 300.000 pazienti con 180 diverse malattie raggiungendo una grado complessivo di efficacia pari al 95%. L'efficacia dell'uso del qi è stato anche scientificamente provato e documentato nel trattamento dei pazienti, nella produzione agricola di svariate coltivazioni, nell'allevamento di pollame e nel miglioramento della qualità della produzione industriale, praticamente a costo zero. In Cina sono state pubblicate su questo argomento più di 3000 tesi di ricerca.

Nel maggio del 1997 il Zhineng Qigong è stato insignito del certificato di approvazione dal Comitato di valutazione per gli esercizi di qigong del Dipartimento nazionale dello Sport. Il Zhineng Qigong è risultato primo fra il primo gruppo di qigong valutati dal comitato per ricevere l'approvazione.

Il Dott. Pang che è affettuosamente chiamato dai suoi studenti «Pang *laoshi*» (maestro Pang) ha scritto diversi libri sul qigong. Non solo ha creato il Zhineng Qigong che è facile da apprendere e altamente efficace, ma ha anche ceoncepito e documentato la Teoria olistica *hunyuan* e creato l'uso del campo di qi per insegnare il qigong, guarire i malati e condurre ricerche in modo efficiente.

L'autore

Ooi (cognome) Kean Hin (nome), nato nel 1961, è un farmacista autorizzato e un terapista/istruttore di qigong di Penang (Malaysia). E' intoltre il rappresentate della Federazione delle Società di Zhineng Qigong della Malaysia per la Divisione di medicina tradizionale e complementare presso il Ministero della salute della Malaysia.

Quello che segue è un breve resoconto della sua pratica con le sue parole:

Ho iniziato a praticare Zhineng Qigong nel 1997 per una ferita al ginocchio. Praticando l'accovacciata al muro ogni giorno per 15-20 minuti, e un po' dell'Esercizio di sollevare il qi, ma senza convinzione, in qualche modo il ginocchio miracolosamente migliorò...

Nel febbraio del 1999 ebbi una grave colica renale e fui portato di corsa all'ospedale nel mezzo della notte. Con un'intervento chirurgico mi asportarono dal rene sinistro un calcolo a forma di corno. Il chirurgo mi disse che la capacità filtrante del rene sinistro si era probabilmente ridotta al 10%, e se sei mesi più tardi questa capacità fosse tornata al 30% sarebbe stato un risultato ottimo. Aggiunse inoltre: «Non si preoccupi, un rene è più che sufficiente perché lei possa vivere fino a 100 anni». Bene, mi domandavo: «se un rene mi permette di vivere fino a 100 anni, con due dovrei raggiungere i 200 anni, giusto no?». Iniziai a leggere i libri del Dott. Pang e cominciai a praticare seriamente mentre ero in ospedale.

Il 14 luglio del 1999 aprii il centro "Island Zhineng Qigong Centre" (Ero diventato un insegnante!). Sei mesi dopo l'intervento feci un test radioattivo per misurare la funzionalità renale e il chirurgo fu sbalordito nell'apprendere che la funzione era tornata al 95%. Mi disse che doveva trattarsi di un errore e mi chiese di sottopormi di nuovo all'esame. Mi rifiutai perché la procedura costava un sacco e la stanza era freddissima.

Nel 2000 iniziai a condurre vari corsi di aggiornamento e di addestramento per insegnanti, inoltre iniziai a tenere conferenze pubbliche sul Zhineng Qigong e pubblicai il testo Elementary Guide to Zhineng Qigong (Manuale elementare di Zhineng Qigong).

Nel 2005 Iniziai presso la mia farmacia il servizio di guarigione con il qigong. Alcuni pazienti rimanevano contrariati perché non sapevano se si trattasse di una farmacia o di una clinica di qigong. Nello stesso anno fui invitato ad insegnare in Olanda dal Chi Neng Institute. Nel 2007 ho insegnato nella sede svedese del Chi Neng Institute e in seguito sono stato invitato anche dal gruppo Haola Qigong per insegnare in Germania e Austria. Al momento mi sto divertendo tantissimo a praticare, insegnare e guarire.

Island Zhineng Qigong Centre
Indirizzo: F-8 Rifle Range Flats 11400 Penang Malaysia
Tel: +6016 4511103 Email: okhpen@yahoo.com
Sito internet: www.qigong-zhineng.net
Forum: http://health.groups.yahoo.com/group/zhineng_qigong/

Indice